당뇨병이
낫는다

밥으로 병을 고치는 의사
황성수의 당뇨 치료 지침서

당뇨병이
낫는다

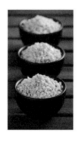

| 황성수(의학박사) 지음 |

Pegasus
페가수스

당뇨병 약을 끊었고 컨디션도 좋아졌다

4년 전 일이다. 이유 없이 소변이 계속 마려운 증상이 있어서 병원을 찾았다가 당 수치가 500이 넘는다는 사실을 알게 되었다. 의사로부터 당뇨병 약과 함께 운동을 권유받았고, 꾸준히 약과 운동을 병행했다. 조금씩 좋아지는 줄로만 알았는데 또 다른 문제가 생겼다. 2017년 4월에 가슴이 조여드는 느낌이 들어서 급히 병원을 찾았다가, 급성 심근경색 진단을 받고 심장에 스탠트 시술까지 받게 되었다. 그렇게 수술을 마치고 치료를 고민하던 차에 아내의 추천으로 황성수 힐링스쿨에 참가하게 되었다.

힐링스쿨에 참가하기 전까지는 급성 심근경색으로 인한 고혈압 약과 당뇨병 약을 아침에 8알, 저녁에 3알 복용했다. 그러나 힐링스쿨에 온 이후로 하나 둘 약을 끊기 시작해서 아침에 먹던 약 중 5알을 끊었고, 저녁에 먹는 약은 일절 먹지 않게 되었다. 약을 먹지 않았지만 공복혈당이 70~80 정도로 꾸준하게 유지되었다.

무엇보다 몸의 컨디션이 매우 좋다. 현미와 채소, 과일만으로 몸이 이렇게 좋아질 수 있다니 무척 놀랍다. 몸이 좋아지니 병이 나을 수 있다는 희망도 생긴다. 나를 이곳으로 인도한 천사 같은 아내에게 너무도 고맙다.

김홍천 (서울)

38년 먹어온 당뇨병 약을 완전히 끊었다

당뇨병을 38년간 앓았다. 나이가 들면서 상태가 점점 더 나빠져 갔고 급기야 콩팥까지 영향을 받게 되었다. 올해 나이 73세, 살만큼 살았다는 생각도 들었지만, 병을 고치고 맘 편히 여생을 살고 싶은 마음에 황성수 힐링스쿨에 참가하게 되었다.

힐링스쿨에 참가한 지 4일 만에 지금까지 먹던 당뇨병 약을 모두 끊었다. 아침에 8알, 저녁에 4알을 38년 동안 복용했는데, 약을 끊게 될 줄은 정말 몰랐다. 10년 동안 맞아온 인슐린도 약을 끊은 다음날부터 완전히 중단했다. 이전까지 380~400을 오르내리던 공복혈당은 약을 먹지 않는데도 110 정도로 내려왔다. 높았던 혈압도 정상으로 돌아왔다.

당뇨병 약을 먹는 일은 정말 고역이었다. 저혈당이 와서 위험했던 적도 한두 번이 아니다. 새벽에 혈당이 떨어져서 급히 초콜릿을 찾기 일쑤였고, 먹고 나서 혈당이 올라가면 또 약을 먹는 악순환이 반복되었다.

이곳에 와서 약과 인슐린을 끊고 혈당이 110 정도로 내려오니 말로 다 표현할 수 없을만큼 기쁘다. 앞으로도 여기서 먹던 그대로 현미식물식을 꾸준히 이어나가며 건강과 보람을 느끼고 싶다.

김의생 (경기 성남)

고혈압 약을 끊었고 몸무게도 줄어들었다

오랫동안 슈퍼마켓을 운영해왔다. 늘 앉아서 지내다보니 살이 찌고 혈압이 올라서 3년 정도 고혈압 약을 먹었다. 그러던 어느 날부터 갈증이 너무 심해서 사이다, 콜라, 주스 같은 음료까지 손에 잡히는 대로 마시고 소변을 자주 보는 일을 반복했다. 결국 일주일쯤 뒤에 너무 기운이 없어서 병원으로 가게 되었고, 검사 결과 당 수치가 900이라는 이야기를 듣게 되었다. 이후로 인슐린을 투여하며 병원에서 지냈고, 집으로 돌아와서도 한 달 동안 조금씩 양을 조절하며 인슐린을 맞았다. 그 뒤로도 하루 한두 알씩 당뇨병 약을 계속 복용했다.

힐링스쿨에는 먼저 경험한 친구의 거듭된 권유로 참가하였다. 그 친구는 힐링스쿨에 참가하는 동안 3킬로그램을 감량하고, 이후 1년 동안 현미식물식을 하며 12킬로그램을 더 감량하여 건강한 삶을 살고 있다. 처음에는 반신반의했지만 이곳에 와서 식사를 바꾼 후 몸무게가 빠지고 고혈압 약을 끊게 되면서 의심이 확신으로 바뀌었다. 아직 당뇨병 약은 끊지 못했지만 조금씩 좋아지고 있다. 집으로 돌아가서도 계속 현미식물식을 하면 살도 더 빠지고 약도 반드시 끊게 되리라 믿는다.

민병례 (경기 광명)

몸무게가 줄고 혈당이 떨어졌다

어릴 때부터 고기 없이는 밥을 못 먹는 타입이었다. 황성수 힐링스쿨에 오기 3개월 전에 당뇨가 있다는 사실을 알게 되었고, 병원에서 약을 처방 받아 먹기 시작했다. 그러나 직장생활을 하며 회식이 빈번하다보니 약을 먹어도 혈당이 내려가지 않았다.

힐링스쿨에 참가하기 전까지는 당뇨병을 '단것을 많이 먹어서 생기는 병' '살이 찌면 찾아오는 병'이라고만 생각했다. 그러나 힐링스쿨에 와서 비만뿐만 아니라 여러 다른 요소들이 당뇨병을 일으킨다는 사실을 알게 되었다. 이곳에서 현미와 채소, 과일만 먹으며 저염식, 무염식을 실천한 덕분에 열흘 만에 몸무게가 5.2킬로그램이나 빠졌다. 이전까지 다이어트 약을 비롯해 여러 가지를 시도해보았지만 이렇게 빠르게 살이 빠진 적은 없었다.

처음 이곳에 왔을 때의 당 수치가 약을 복용하는 상태에서 177이었는데, 지금은 먹던 약을 줄이고도 130 정도를 유지하고 있다. 살이 좀 더 빠지면 당 수치도 좀 더 내려간다고 하니, 살도 빼고 건강도 지키기 위해 꾸준히 계속 해나갈 생각이다.

양금숙 (부산)

열흘 만에 6kg 감량, 당뇨병 약을 끊었다

혈압에 문제가 있고 당뇨 수치도 높다는 사실을 2년 전쯤 알게 되었다. 매달 병원에서 처방을 받아 약을 복용했지만 수치는 떨어지지 않고 오르기만 했다. 병원에 갈 때마다 약이 하나씩 추가되었다. 평소 술자리를 즐기다 보니 자주 먹는 술과 안주 때문에 혈당이 계속 오르고 비만도 점점 심해져갔다. 그럼에도 불구하고 식습관을 바꾸려는 노력보다는 고혈압과 당뇨병 약을 꾸준히 복용하는 것으로 대신하기만 했다.

힐링스쿨에 오기 직전 당 수치가 180 정도였는데, 이곳에 와서 3일 만에 고혈압 약을 끊었고, 당뇨병 약도 지금은 모두 끊은 상태다. 오기 전에는 너무 힘들어서 죽고 싶은 심정이었다. 그러나 현미 · 채소 · 과일로 식사를 바꾸면서 상태가 너무나 좋아져서 말로 표현할 수 없을 만큼 기쁘다.

여기서 식사를 바꾸고 6킬로그램이 빠졌다. 다이어트를 위해 단식원에도 가 보고 약도 먹어봤지만 별로 효과를 보지 못했었다. 갱년기 증상으로 갑자기 온몸에 땀이 나곤 했었는데, 그것도 사라졌다. 무엇보다 몸이 가볍고 뱃속이 편하다. 앞으로도 꾸준히 실천해서 지금보다 더 좋은 몸 상태를 만들고 싶다.

박정란 (경기 안양)

약을 끊었는데도 몸이 가볍다

　11년 전쯤 뜻밖의 사고로 인해 병원에서 혈액검사를 받다가 당 수치가 매우 높다는 사실을 알게 되었다. 당뇨병 약을 먹어야 한다는 이야기를 듣고 처방을 받아서 사들고 집으로 오는데 왠지 한심한 생각이 들었다. 당뇨병 약을 먹다가 안 되면 인슐린 주사를 맞아야 하고, 심하면 투석까지 해야 한다는 이야기를 듣고 난 뒤에는 큰 충격을 받기도 했다.

　이대로는 안 되겠다는 생각에 규칙적으로 운동하고 식사조절도 했더니 넉 달 만에 당 수치가 150까지 떨어졌다. 그러나 머지않아 조금씩 나태해져갔고, 10년 쯤 지난 작년에 병원을 찾았다가 다시 당뇨병 약을 먹어야 한다는 이야기를 듣게 되었다.

　해결 방법을 찾던 중, 아내로부터 황성수 힐링스쿨 입교를 권유받았다. 난생 처음 저염식과 현미식물식을 체험하게 되었는데, 당 수치가 열흘 만에 135에서 95로 떨어졌다. 고혈압 약은 이곳에 온 다음날에 바로 끊었고, 현재는 지극히 정상이다. 식사를 바꾸고 체중이 줄어들면서 당 수치와 혈압 수치가 떨어졌고 몸도 무척 가볍다. 몸이 반응하니까 확실히 나아졌다는 생각이 든다. 앞으로도 꾸준히 실천해 나갈 생각이다.

이종일 (서울)

습관을 바꾸면 당뇨병은 낫는다

병이 없는 세상이 있다면 얼마나 좋을까? 안타깝지만 그런 세상은 꿈속에나 있을 뿐이다. 병이 생기더라도 곧 나을 수 있다면 어떨까? 그 정도만 되어도 살 만할 것 같다. 그러나 우리가 살고 있는 지금 이 세상은 그 정도도 되지 못한다. 한 번 생기면 평생 벗어나지 못하는 병들이 많다. 당뇨병도 그 중 하나다.

당뇨병은 쉬운 병이 아니다. 대단히 심각한 병이다. 주변에 당뇨병 환자를 흔하게 볼 수 있어서 쉽게 생각하는 사람들이 있는데, 결코 그렇지 않다. 당뇨병이 심각한 이유는 다음과 같다.

첫째, 환자 수가 빠르게 증가하고 있어서 심각하다. 과거에는 전염병으로 죽는 사람들이 많았다. 그 때는 전염병을 두려워했다. 그러나 요즘은 전염병이 크게 줄었다. 겁내는 사람도 별로 없다. 반대로 과거에는 당뇨병이 거의 없었다. 사람들도 당뇨병을 걱정하지 않왔다. 그러나 요즘은 당뇨병이 흔하다. 사람들은 자신에게도 찾아오는 것이 아닐까 하며 당뇨병을 두려워한다. 아무리 무서운 병이라도 자신에게 생길 가능성이 별로 없으면 걱정하지 않는다. 그러나 당뇨병 환자 수는 대단히 많고 빠르게 증가하고 있다.

둘째, 청소년들에게도 많이 발생하고 있어서 심각하다. 아무 걱정 없이 자라야 할 청소년들의 몸에 당뇨병이 생기면 얼마나 힘들겠는가? 미래의 주역인 청소년들의 몸이 건강하지 못하면 나라의 미래도 어두울 수밖에 없다. 더구나 그 병을 평생 몸에 지니고 살아야 하니 앞이 캄캄하다.

셋째, 뚜렷한 치료법이 없어서 심각하다. 당뇨병은 잘 낫지 않는다. 치료는 하지만 낫는 사람이 극히 드물다. 대부분의 환자는 평생 병을 지니고 살아간다. 끝이 보이지 않으니 암울할 수밖에 없다.

넷째, 심각한 합병증이 따라와서 심각하다. 당뇨병은 단순히 혈당이 높은 병이 아니다. 오래되면 온몸에 심각한 합병증이 생긴다. 그로 인해 삶의 질이 크게 떨어져서 고달프고 심지어 목숨을 잃는 경우도 많다. 환자 자신의 고생은 말할 것도 없고 가족에게 큰 짐이 되며, 나라에도 큰 부담이 된다.

다섯째, 비용이 많이 들어서 심각하다. 당뇨병이 있으면 평생 약을 써야 하고 그 비용도 적지 않다. 정기적으로 검사를 해야 하기 때문에 추가로 비용이 든다. 만약 합병증이라도 생기면 치료비는 크게 증가한다. 단기간에 끝나는 병이 아니라 평생 관리해야 하는 병이라서 경제적으로 상당한 부담이 된다.

당뇨병은 삶을 고통스럽게 한다. 따라서 병이 생기지 않게 예방하는 것이 가장 좋고 만약 실수하여 병이 생겼다면 빨리 해결해야 한다. 무서운 병임에도 불구하고 당뇨병을 심각하게 생각하지 않는 사람들도 많다. 당뇨병을 가진 사람들이 많으니 안심이 되는 모양이다. 그러나 당뇨병은 나중에 본색을 드러낸다.

당뇨병은 평생 친구처럼 더불어 살아가야 한다고 알려져 있다. 아니다. 당뇨병은 치료할 수 있다. 생활습관을 고치면 완치되는 경우가 많다. 생활습관 중에서도 먹는 습관, 자는 습관, 마음 습관이 중요하다. 몸에 맞는 식품을 먹고, 잠을 충분히 자고, 스트레스를 적절히 관리하면 당뇨병에서 완전히 벗어날 수 있다.

　이 책은 당뇨병의 본질에 대한 이해와 구체적인 해결 방법을 다룬다. 일반적인 전문가들이 알려주는 내용과는 다른 내용이 많다. 그러나 따라 해보면 병이 낫는다는 사실을 바로 알 수 있다. 부디 이 책이 당뇨병으로부터 벗어나는 길잡이 역할을 하게 되기를 바란다.

황성수

당뇨병은 어떻게 치료해야 하는가

 당뇨병 치료를 위한 식이요법

4장 1형 당뇨병은 어떻게 치료하는가

1장
당뇨병이란 무엇인가

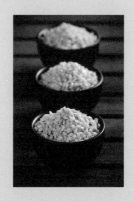

당뇨병을 예방하고 치료하기 위해서는 그 실체를 정확히 알아야 한다. 실체를 모르면 치료는 불가능하다. 당뇨병은 난치병 혹은 불치병으로 알려져 있다. 낫는 사람들도 있지만 대부분의 환자들은 평생 병을 안고 살아간다. 제대로 안다면 치료할 수 있을 텐데, 못 고치고 있으니 당뇨병을 모르고 있다고 보아야 한다.

당뇨병 약을 쓰면 혈당을 쉽게 내릴 수 있다. 그러나 병을 고치지는 못한다. 곧 나을 것 같지만 약을 쓰는 순간 뿐, 결코 낫지 않는다. 이것이 바로 당뇨병에 대해 크게 오해하고 있다는 증거다. 손을 써야 할 곳이 아닌 엉뚱한 곳에 손을 대고 있다는 뜻이다.

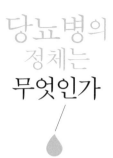

당뇨병의 정체는 무엇인가

맛이 달고 촉감이 부드러운 음식을 찾는 문화가 널리 퍼지면서 예전에는 흔하지 않던 질병들이 빠르게 증가하고 있다. 당뇨병도 그 중 하나다. 고기·생선·달걀·우유 등의 동물성 식품, 곡식이나 과일을 가공한 식물성 가공식품을 즐겨 먹는 음식 문화가 빠르게 보편화되면서 당뇨병으로 고생하는 사람이 매우 많아졌고 지금도 빠르게 증가하고 있다.

우리나라의 당뇨병 현황

국민건강보험공단 자료에 의하면 2016년 현재 30세 이상 한국인 100명 중 12명이 당뇨병을 앓고 있다. 뿐만 아니라 청소년을 비롯한 젊은이들 중에도 당뇨병으로 고생하는 사람들이 점점 늘어가고 있다. 그래서 머지않아 '당뇨대란'이 일어날 거라는 우려마저 나오고 있는 실정이다.

당뇨병과 혈당

당뇨병은 혈당 수치가 적정 수준 이상으로 오래 지속되는 상태를 말한다. 그 기준은 시대에 따라 조금씩 변해왔는데, 현재는 8시간 이상 금식한 상태의 혈당이 126mg/dL 이상일 때 당뇨병이라고 확정하고 있다.

혈당이란 혈액 속의 포도당을 말한다. 포도당(葡萄糖, glucose)이라는 용어에서 알 수 있듯이 '포도에 들어 있는 당'이 포도당이며 단맛이 있다. 포도당은 포도에만 들어 있는 것은 아니고 대부분의 식물성 식품에 들어 있다. 식물에 들어 있는 포도당 이외의 다른 당 성분들도 몸으로 들어오고 나서는 포도당으로 바뀐다.

당과 탄수화물 그리고 당 지수

당뇨병을 제대로 이해하기 위해 알아두어야 할 몇 가지 용어들이 있다. 대표적인 것이 당, 탄수화물, 당 지수인데, 이 용어들을 정확히 이해해야 당뇨병의 원인과 올바른 치료방법을 알 수 있다.

❶ 당

당분(糖分)이라고 표현하기도 한다. 글자 그대로의 뜻은 '사탕' '엿'이며, 단맛이 나는 성분을 일컫는다. 단맛이 나는 것을 당이라고 하지만, 그 중에는 입에 넣었을 때 바로 강한 단맛이 느껴지는 것도 있고, 오래 씹어야 비로소 약한 단맛이 느껴지는 것도 있다. 일반적으로는 먹었을 때 몸속에서 여러 과정을 거쳐 포도당, 즉 혈당이 될 수 있는 성분을 통틀어서 당이라고 한다.

당에는 포도당, 과당, 젖당, 맥아당, 설탕, 올리고당, 녹말 등 여러 가지가 있으며, 이 중에서 포도당, 과당은 하나의 분자로 이루어진 당이므로 단당(單糖)이라고 부르고, 젖당, 맥아당, 설탕은 두 개의 분자로 이루어진 당이므로 이당(二糖)이라고 부른다. 녹말은 여러 개의 분자로 구성되어 있으므로 다당(多糖)이라고 부른다.

❷ 탄수화물

탄수화물은 '탄소, 수소, 산소로 이루어진 화합물'이라는 뜻이다. 식물은 이산화탄소와 물로 탄수화물을 합성하며, 이렇게 만들어진 탄수화물이 식물의 주성분이 된다. 탄수화물을 먹으면 몸속에서 여러 과정을 거쳐서 포도당으로 바뀌어 혈당으로 사용된다. 탄수화물은 포도당을 만들 수 있는 성분의 총칭이며, 탄수화물을 당이라고 혼용하는 경우도 종종 있다.

❸ 당 지수

당 지수는 포도당 100그램을 섭취했을 때의 혈당 상승도를 100으로 하고, 다른 음식물 100그램을 섭취했을 때의 혈당 상승도를 비교한 수치를 말한다. 당 지수가 높으면 음식물을 먹은 후에 혈당이 빨리 오른다는 뜻이고, 당 지수가 낮으면 음식을 먹고 나서 혈당이 천천히 오른다는 뜻이다.

당 지수는 낮을수록 혈당관리에 유리하다. 그러나 식품에 들어 있는 당 이외의 성분과 양, 먹는 속도 등에 따라 혈당의 상승 속도와 폭이 달라지므로 혈당관리를 위해 당 지수를 활용할 때는 이 점을 반드시 고려해야 한다.

당 지수를 따지는 가장 중요한 식품군은 '곡식'이다. 곡식을 도정하거나 가루로 만들거나 발효시키면 당 지수가 올라간다. 또 과일을 갈아서 액체로 만들어도 당 지수가 높아진다. 반면에 도정하지 않은 곡식, 알갱이 곡식, 발효시키지 않은 곡식은 당 지수가 낮다. 과일도 자연 상태 그대로 먹으면 즙으로 만들어 먹을 때보다 당 지수가 낮다.

일일이 당 지수를 체크하지 않아도 대략의 당 지수를 짐작할 수 있는 손쉬운 방법이 있다. 먹었을 때 식감이 얼마나 부드러운지, 얼마나 단맛이 나는지에 따라 당 지수를 판단할 수 있다. 입에 넣고 씹을 때 거칠고 질기면 당 지수가 낮고, 식감이 부드러우면 당 지수가 높다고 볼 수 있다. 입에 넣은 뒤에 금방 단맛이 나거나 강한 단맛이 나는 것은 당 지수가 높은 반면, 입에 넣고 난 직후에는 단맛이 나지 않다가 한참동안 씹었을 때 약하게 단맛이 나는 것은 당 지수가 낮다.

식품마다 당 지수가 얼마나 되는지 궁금해 하는 사람들이 많다. 그러나 식품마다 일일이 당 지수를 확인할 필요는 없다. 일일이 기억하기도 쉽지 않고, 같은 이름의 식품이라고 해도 상태에 따라 수치가 크게 차이날 수 있기 때문이다. 식품의 상태에 따라 수치가 다른 이유는 농산물을 기르는 방법이 제각각이고, 품종도 다양하고, 보관하는 방법도 천차만별이기 때문이다. 따라서 식품 하나하나의 당 지수를 알려고 하기보다는 당 지수에 영향을 미치는 원리를 깨닫고, 그 원리에 맞게 음식을 먹어야 한다. 그러면 혈당도 잘 관리할 수 있다.

혈당 수치는 매우 중요하다

혈액 속 포도당의 양, 즉 혈당 수치를 파악하는 일은 매우 중요하다. 혈당은 몸을 움직이기 위해 꼭 필요한 성분이다. 특히 뇌와 적혈구는 활동량이 많은 장기와 조직이며, 전적으로 포도당만을 사용하여 활동한다. 혈당이 과도하게 떨어지면 뇌와 적혈구가 활동할 수 없게 되는데, 이는 세포의 사멸로 이어져서 생명을 유지하는 일이 불가능해진다. 따라서 사람은 포도당이나 포도당이 될 수 있는 성분을 충분히 먹어야 한다. 포도당이나 포도당이 될 수 있는 성분이 바로 탄수화물이다.

　몸무게 65킬로그램인 성인의 혈액량은 약 5리터이며, 건강한 사람의 혈액 1리터 중에 0.7그램 정도의 포도당이 들어 있다. 따라서 성인 한 사람의 혈액 중에 들어 있는 포도당의 총량은 3.5그램 정도가 된다. 65킬로그램인 성인의 혈액 속에서 불과 3.5그램의 포도당이 끊임없이 많은 기능을 수행하고 있다. 커피 한 잔에 들어가는 설탕이 3.5그램 정도라고 할 때, 그 정도로 적은 포도당으로 사람의 생명을 유지한다는 사실은 정말 신기하기만 하다.

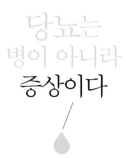

당뇨는 병이 아니라 증상이다

혈당 수치는 몸속에서 분비되는 호르몬의 작용에 의해 올라가기도 하고 내려가기도 한다. 혈당을 내려가게 하는 호르몬이 바로 잘 알려진 인슐린이고, 혈당을 올라가게 하는 호르몬은 글루카곤, 코르티솔, 카테콜아민 등 여러 가지다. 인슐린과 글루카곤은 췌장에서 분비되고, 혈당을 올라가게 하는 다른 호르몬들은 몸속 여러 장기에서 분비된다.

혈당을 내려가게 하는 호르몬은 인슐린 한 가지 뿐이고 올라가게 하는 호르몬은 여러 가지다. 왜 그럴까? 혈당이 너무 높이 올라가는 것보다 너무 낮게 내려가는 것이 더 위험하기 때문에, 몸속의 여러 호르몬들이 혈당이 너무 낮게 떨어지지 않도록 안전장치로 작동하는 것이다.

췌장은 소화, 즉 우리가 먹은 음식물 속의 탄수화물, 지방, 단백질을 분해하는 효소를 분비하는 중요한 장기다. 음식을 먹으면 탄수화물이 포도당으로 분해되어 혈당이 상승하는데, 때를 맞추어 혈당을 내려야 한다. 이런 이유로 소화 효소가 분비되는 췌장에서 혈당을 조절하는 인슐린과 글루카곤을 함께 분비한다. 우리 몸은 이와 같이 생명을 유지하기 위한 여러 기능들이 효율적으로 배치되어 작동한다. 췌장 내에는 혈당을 조절하는 호르몬을 분비하는 세포들이 모여 있는 부분이 있는데, 이를 섬(島, islet)이라고 부른다. 섬에는 혈당을 내려가게 하는 호르몬인 인슐린을 분비하는 베타세포와 혈당을 올라가게 하는 호르몬인 글루카곤을 분비하는 알파세포가 함께 존재한다.

당뇨인가 당뇨병인가

모든 일에는 원인과 결과가 있다. 이는 당연한 법칙과 같아서 '인과율(因果律)'이라고 부른다. 병에도 원인과 결과가 있다. 우리가 '병'이라고 부르는 것은 원인에 해당하고, '증상'은 그 결과다. 병은 원인이기 때문에 치료의 대상이지만, 증상은 결과이기 때문에 치료의 대상이 아니다. 원인인 병을 치료하면 증상은 저절로 없어진다. 증상을 없애겠다고 아무리 애써봤자 원인이 그대로 남아 있으면 증상이 사라지지 않는다.

그렇다면 당뇨병은 병인가 증상인가? 병이라면 '당뇨병'이라고 불러야 할 것이고 증상이라면 '당뇨' 또는 '당뇨증'이라고 불러야 마땅할 것이다. 증상이라면 그 증상을 일으키는 원인을 찾기 위해 노력해야 할 것이고, 병이라면 혈당을 내려가게 하는 일 그 자체에 매달려야 할 것이다. 이런 관점에서 볼 때, 나는 '당뇨병'이 아니라 '당뇨'라고 불러야 옳다고 생각한다.

이유는 이렇다. 음식을 많이 먹어서 비만한 것이 원인이 되어 혈당이 높아진 2형 당뇨나, 인슐린 분비세포가 파괴되어 혈당이 높아진 1형 당뇨나, 둘 다 어떤 원인에 의한 결과로 혈당이 높은 증상이 나타났기 때문이다. 1형이나 2형이나, 둘 다 원인만 해결되면 혈당이 내려간다. 2형은 음식을 적게 먹어서 체중을 줄이면 혈당이 내려가고, 1형은 인슐린을 직접 투여하면 문제가 해결된다. 이렇게 원인을 치료할 생각은 하지 않고 혈당 수치만 내리려고 하면 절대로 병이 낫지 않는다.

당뇨냐 당뇨병이냐를 따져보는 이유는 병의 본질을 정확히 이해하기 위해서다. 하지만 이 책에서는 '당뇨'와 '당뇨병'을 구분하지 않고 사용하려고 한다. 모든 사람들이 이를 구분하지 않고 사용하기 때문에, 구분해서 쓰는 것이 오히려 헷갈리게 할 수 있어서다. 그러나 당뇨라고 하든 당뇨병이라고 부르든, 본질적으로는 병이 아니라 증상이라는 사실만큼은 잊지 말아야 한다.

당뇨(糖尿)라는 단어는 '달콤한 오줌' 혹은 '당이 섞인 오줌'이라는 뜻의 한자어다. 오줌은 혈액으로부터 만들어지며, 건강한 사람의 오줌에는 당이 섞여 있지 않다. 그러나 혈액 중의 포도당 수치가 일정 수준 이상으로 높이 올라가면 오줌으로 당이 배설된다. 그러므로 당뇨는 혈당이 높아서 생기는 증상이다.

과거에는 오줌 속에 당이 있느냐 없느냐를 따져서 당뇨병의 유무나 정도를 판단했으나, 요즘은 혈액 속에 당이 얼마나 높은지를 확인하여 판단한다. 당뇨가 많지 않던 시절, 음식을 많이 먹는 사람이 배설한 오줌에 개미가 모여드는 것을 이상하게 여겨서 조사해 보았더니 달콤한 성분이 들어 있음을 알게 되었고, 이런 증상을 일컬어 달콤한 오줌을 누는 병, 즉 당뇨병이라고 이름을 붙였다는 이야기가 있다. 그렇게 이름이 붙은 이후로 지금까지도 예전의 이름이 계속 유지되고 있다.

만약 당뇨를 다시 이름 짓는다면 '과당혈' '과당혈증' '과당혈병' '과혈당' '과혈당증' '과혈당병' 중 하나로 하면 좋겠다. 높을 고(高)가 아닌 지나칠 과(過)를 써야 상태의 의미를 제대로 드러낼 수 있기 때문이다. 이름에는 함축적인 정보를 담아야 뜻이 분명해진다.

오줌의 병이라는 뜻이 담긴 이름과 혈액의 병이라는 뜻이 담긴 이름이 주는 느낌과 의미는 크게 다르다.

병명은 짧은 단어에 많은 정보를 담고 있어야 하며, 그 속에 병의 원인이 드러나야 한다. 그래야 사람들이 병의 원인을 알 수 있고, 병을 예방하고 치료하기 위해 어떤 노력을 해야 하는지도 알 수 있다. 그래서 나는 다음과 같은 병명을 만들어 보았다. 음식을 필요 이상으로 많이 먹어서 생긴 '과식형 당뇨', 인슐린 분비량이 감소하여 생긴 '인슐린 부족형 당뇨', 장기간의 스트레스로 인해 생긴 '스트레스성 당뇨'가 그것이다.

당뇨병
진단 기준이
너무 높다

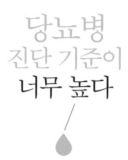

당뇨병을 진단받고 나면, 혈당이 얼마나 오르내리는지 파악하기 위해 주기적으로 혈당 검사를 실시하게 된다. 혈당 검사는 언제 어느 때에 측정하느냐에 따라 검사 이름이 서로 다르다. 8시간 이상 음식을 먹지 않고 측정하는 것을 '공복혈당 검사', 식후 2시간 뒤에 측정하는 것을 '식후 2시간 혈당 검사'라고 부르며, 보통 3개월에 한 번씩 측정하는 것을 '당화혈색소 검사'라고 한다.

혈당을 검사할 때의 주의사항

혈당을 검사할 때 손가락 끝을 찌르는 침은 딱 한 번만 사용해야 한다. 아깝다고 여러 번 사용해서는 안 된다. 포장을 푸는 순간부터 침이 오염될 수 있다. 바이러스, 세균, 곰팡이 등으로 인해 심각한 감염을 일으킬 수 있으므로, 이런 물질들에 오염되지 않도록 매우 주의해야 한다. 한 번 쓴 침은 반드시 버려야 한다. 자신이 쓴 침을 한 번 더 사용하는 것도 안 되지만, 남이 쓴 침을 쓰는 행위는 더욱 위험하다. 혈액으로 전염될 수 있는 심각한 질병들에 노출될 수 있기 때문이다. B형 간염이나 C형 간염, 에이즈 등이 혈액을 통해서 전염되므로 각별히 주의해야 한다.

혈당 검사의 종류와 바람직한 수치

공복혈당은 보통 아침식사 전에 측정한다. 전날 저녁식사 이후에 물 이외에는 아무것도 먹지 않고 다음날 아침식사 전에 측정하는 것이 보통이다. 공복혈당의 정상수치는 60~80mg/dL다. 식사 후 2시간이 경과하고 나서 측정한 혈당의 정상수치는 60~120mg/dL다. 여기서 단위 mg/dL는 혈액 100밀리리터 속의 혈당량을 밀리그램으로 표시한 것이다.

당화혈색소의 정상수치는 5.0% 이하다. 당화혈색소란 혈색소, 즉 헤모글로빈 중 일부가 포도당과 결합한 것을 말한다. 혈액 속의 헤모글로빈 중에서 포도당과 결합한 비율을 뜻하며 퍼센트(%)로 표시한다. 당화혈색소 검사는 3개월에 한 번 정도 실시한다. 헤모글로빈은 적혈구의 핵심 성분이며 적혈구의 수명이 4개월이기 때문에 헤모글로빈의 수명도 마찬가지로 4개월이다. 적혈구가 죽으면서 헤모글로빈이 분해되기 때문에, 당과 결합한 헤모글로빈, 즉 당화혈색소의 수명도 길어야 4개월이다. 따라서 엄격하게 따지자면 당화혈색소의 검사 간격을 4개월로 해야 하지만, 여러 가지 이유 때문에 적혈구의 수명이 단축될 수 있으므로 당화혈색소의 검사 주기를 3개월 정도로 한다.

당화혈색소는 식전에 검사해도 되고 식후에 검사해도 괜찮다. 식사를 한 번 하느냐 마느냐가 당화혈색소 수치에 별 영향을 미치지 않기 때문이다. 3개월 동안 270끼를 먹는데, 그 중에서 한 끼라고 해봐야 1/270 정도이기 때문에 검사에 거의 영향을 미치지 않는다.

당뇨병으로 진단하는 혈당 수치

당뇨는 주로 공복혈당을 기준으로 진단한다. 현재는 공복혈당 수치가 126mg/dL 이상일 때 당뇨병이라고 진단한다. 식후 2시간 혈당이 200mg/dL 이상이거나, 당화혈색소가 6.5% 이상이어도 당뇨병으로 볼 수 있다. 당뇨 진단을 할 때는 세 가지 검사 중에서도 공복혈당을 기준으로 하는 것이 보통이다. 식후 2시간 혈당과 당화혈색소는 진단 기준으로 사용하지 않고 참고로만 활용하고 있다. 이유는 간단하다. 공복혈당, 즉 굶은 상태의 혈당은 누구나 동일한 조건에서 측정할 수 있지만, 식후 2시간 혈당과 당화혈색소는 사람마다 먹는 음식이 제각각이어서 어떤 음식을 먹느냐에 따라 혈당 수치가 달라지기 때문이다.

당뇨병 진단 기준의 변천

지난 1997년, 미국 당뇨병학회와 세계보건기구(WHO)에서는 그 이전까지 사용하던 당뇨병 진단 기준을 버리고 새 기준으로 바꾸기로 결정하였다. 1997년 이전까지는 공복혈당이 140mg/dL 이상이어야 당뇨병으로 진단했지만 새 기준에서는 이를 126mg/dL로 낮추어 수정하였다. 무려 10%에 이를 만큼 큰 폭으로 하향 조정한 셈이다. 기준을 이렇게 바꾸자 하루아침에 당뇨병 환자가 된 사람들이 적지 않았다. 그러나 기준을 대폭 내렸음에도 불구하고 '여전히 너무 높다'는 주장이 끊이지 않고 있다. 따라서 앞으로 당뇨병 진단 기준이 더 낮게 수정될 것이 확실해 보인다. 일부 전문가들은 이미 나름의 기준을 적용하여 110mg/dL 이상이면 당뇨병으로 간주하여 치료하기도 한다.

당뇨병 진단 기준 수치를 더 낮추어야 한다

공복혈당이 140mg/dL를 넘지 않으면 당뇨병이라고 진단하지 않던 것을 10% 낮춰서 126mg/dL 이상이면 확실한 당뇨병이라고 진단하고 있으며, 그 기준은 앞으로 더 낮은 수치로 조정될 것이 확실하다는 이야기를 하였다. 그렇다면 당뇨병 진단 기준을 계속 낮추는 이유는 무엇일까? 126mg/dL에 가까운 '정상' 수치를 가진 사람 중에서도 당뇨 합병증이 나타나는 경우가 적지 않기 때문이다. 따라서 당뇨병으로 인한 합병증으로 고생하지 않고 건강한 삶을 살도록 하기 위해서는 진단기준 수치를 더 엄격하게 내려 잡는 것이 옳다. 그래야 당뇨병이 얼마나 무서운지 모르는 사람들이 '나는 당뇨병 진단기준 보다 수치가 낮다'고 생각하면서 방심하지 않을 수 있다.

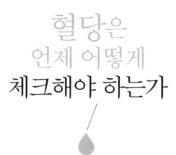

혈당은
언제 어떻게
체크해야 하는가

당뇨병을 진단받은 사람들은 혈당을 수시로 체크하게 되는데, 주로 식사를 전후하여 혈당이 어떻게 움직이는지 체크한다. 이렇게 식전과 식후 두 번에 걸쳐 검사를 하는 데에는 그만한 이유가 있다.

식전 검사와 식후 검사

식전 검사는 음식을 섭취하지 않아서 혈당이 높아질 이유가 없는 상태일 때의 혈당을 체크하기 위해 실시한다. 식사로 인해 혈당이 올라가지 않은 상태일 때 혈당을 내려가게 하는 몸의 능력이 어느 정도인지를 알아보기 위해 실시하는 것이 식전 혈당 검사다.

식후 혈당 검사는 식사를 하고 나서 혈당이 많이 상승하는 환경이 되었을 때 얼마나 효과적으로 혈당이 내려가는지 알아보기 위해 실시한다. 혈당이 올라가면 인슐린이 분비되는데, 식후 혈당 검사를 실시함으로써 인슐린 분비 능력이 어느 정도인지 파악할 수 있다.

식전 검사와 식후 검사는 자동차의 성능을 알아보기 위해 짐을 싣고 달려 보는 것과 이치가 같다. 짐을 싣지 않고 빈 차로 달릴 때는 성능이 좋은 차와 그렇지 않은 차를 구분하기 어려울 수 있다. 그러나 짐을 싣고 달려보면 성능이 좋은지 나쁜지 금방 알 수 있다. 성능이 좋은 차는 짐을 싣고도 잘 달리지만, 그렇지 않은 차는 빈 차로 갈 때와는 판이하게 다르다. 당뇨병의 식전 식후 검사를 실시하는 의미도 이와 비슷하다고 하겠다.

사람은 하루에 세 끼를 먹기 때문에 속이 비어 있는 시간보다 장에 음식이 들어 있는 시간이 더 길다. 그러므로 식사를 한 이후의 혈당수치를 아는 것이 실제로는 더 중요하다. 그러나 사람마다 먹는 음식의 종류와 양이 달라서 판단 기준을 정하기 힘들기 때문에 식후 혈당 수치를 당뇨병의 진단 기준으로 사용하지는 않는다.

식후 혈당 수치에 영향을 주는 요소들

식사 후에 측정하는 혈당은 어떤 종류의 음식을, 어떤 상태로 만들어서, 어떤 속도로, 얼마나 많이 먹느냐에 따라 차이가 난다.

탄수화물로 이루어진 곡식을 주로 먹느냐, 단백질과 지방으로만 구성된 동물성 식품을 먹느냐에 따라 혈당 수치가 달라지리라는 점은 쉽게 짐작할 수 있다. 밥과 같은 탄수화물 위주의 음식을 먹었을 때, 동물성 식품에 비해 식후 혈당이 더 빨리 더 많이 상승한다. 당뇨병에는 식물성 식품보다 동물성 식품이 더 좋다는 말이 아니다. 단지 혈당에 미치는 영향만 보면 그렇다는 말이다.

음식을 어떤 상태로 먹는지도 혈당에 영향을 끼친다. 같은 탄수화물을 먹더라도 익혀서 먹으면 날로 먹는 것보다 분해 흡수 속도가 더 빠르다. 따라서 식후 혈당 상승 속도도 날 것보다 익힌 것을 먹을 때 더 증가한다.

먹는 속도에 따라서도 혈당 상승 속도가 달라진다. 빨리 먹으면 혈당이 갑작스럽게 상승하고 천천히 먹으면 서서히 올라간다. 많이 먹으면 혈당이 크게 올라가고 적게 먹으면 그렇지 않으리라는 것 역시 어렵지 않게 짐작할 수 있다.

식후 혈당은 측정할 필요가 없다

혈당 수치는 식사를 어떻게 하느냐에 따라 크게 달라진다. 그래서 당뇨병이 깊은 환자들은 식전뿐만 아니라 식후에도 혈당을 잰다. 혈당을 재기 위해서는 손가락 끝을 바늘로 찔러야 하는데, 한두 번도 아니고 식사할 때 마다 손가락을 찔러 검사를 한다면 무척 번거롭고 고통스럽다. 1~2년에 한 번씩 건강검진을 위해 혈액검사를 할 때도 그렇게 싫고 아픈데, 매일 여러 번 손가락을 바늘로 찌르고 피를 내서 검사를 해야 한다면 얼마나 힘들겠는가? 그러니 음식을 먹고 나서 혈당을 재보지 않아도 수치를 짐작할 수 있다면 얼마나 좋겠는가? 아니 그보다 식후에 혈당이 올라가지 않게 먹을 수 있다면 얼마나 더 좋겠는가?

그런 방법이 있다. 식사 후에 혈당이 천천히 그리고 높이 올라가지 않게 하는 음식을 먹으면 된다. 바로 자연 상태의 식물성 식품을 오랫동안 많이 씹어서 삼키는 방법이다. 현미밥과 채소, 과일로 식사하면 식후에 혈당이 천천히 올라가고 높이 올라가지도 않는다. 어떤 경우에는 아침 식전 혈당보다 아침 식후 2시간 혈당이 더 낮은 경우도 있다. 자연 상태의 식물성 식품을 익히지 않고 먹으면 더 큰 효과를 낸다. 생현미식물식은 혈당이 더 천천히 상승하고 더 조금 올라간다. 식후 혈당을 재보지 않고도 안심하면서 생활하고 싶다면 현미식물식을 하는 수밖에 없다.

혈당 측정 횟수

혈당 측정 횟수는 적을수록 좋다. 혈당을 측정하기 위해서는 손가락 끝을 바늘로 찌르는 고통을 참아야 한다. 혈당 수치가 얼마인지는 재보지 않고 알 수 없기 때문에, 혈당이 크게 올라가기도 하고 많이 내려가기도 한다면 그로 인한 위험을 피하기 위해 혈당을 측정해 볼 수밖에 없다. 그러나 혈당 수치가 크게 변하지 않도록 일상생활을 해나간다면 굳이 재보지 않아도 수치를 짐작할 수 있기 때문에, 측정을 위해 바늘로 손가락을 찌르는 고통을 피할 수 있다.

혈당을 크게 올리지 않는 음식을 먹고, 잠을 충분히 자고, 운동량을 비슷하게 유지하면, 혈당은 크게 변하지 않고 안정된다. 혈당이 춤추지 않게 하는 좋은 음식은 바로 자연 상태의 식물성 식품, 즉 현미·채소·과일이다. 이 음식들을 적당히 먹으면서 생활하면 식전이나 식후나 잠자기 전이나 혈당이 크게 달라지지 않는다. 따라서 혈당 측정 역시 하루 한 번, 아침 식사 전에만 측정하는 것으로 족하다.

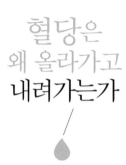

혈당은
왜 올라가고
내려가는가

몸은 필요에 따라 혈당을 올리기도 하고 내리기도 한다. 혈당, 즉 혈액 속의 포도당은 몸이 활동하는 데 반드시 필요한 성분이다. 몸이 활동을 많이 할 때는 포도당이 많이 공급되어야 하고, 활동량이 적을 때는 포도당이 적게 필요하다. 이러한 이치에 따라 몸은 스스로 혈당 수치를 높이거나 내리면서 조절한다. 사람의 몸에는 혈당을 올라가게 하는 호르몬과 혈당을 내려가게 하는 호르몬들이 있으며, 이 호르몬들이 몸에 필요한 정도로 혈당량을 조절한다.

혈당 수치는 몸이 알아서 조절한다

하루 중 아침에는 혈당이 올라가고 저녁에는 혈당이 내려간다.

아침은 활동을 시작하는 시각이므로 몸이 스스로 혈당을 올리고, 저녁은 쉬는 시각이기 때문에 몸이 혈당을 내려가게 한다. 식사를 하고 나면 혈당이 올라갔다가 시간이 흐를수록 혈당이 내려가는데, 밤에 잠자리에 들기 전보다 다음날 아침 식전에 측정한 혈당이 오히려 더 높다.

늦은 밤보다 아침 혈당이 더 높은 이유

혈당은 음식을 먹고 난 뒤에 가장 높이 올라가고 시간이 지나면서 점차 낮아진다. 사람이 활동을 하면 혈당이 소비되기 때문에 시간이 흐를수록 혈당이 내려간다. 저녁식사 후에 높아진 혈당은 잠잘 때쯤 되면 상당히 내려간다. 그런데 이상하게도 밤에 측정한 혈당 수치보다 다음날 아침 식전에 측정한 혈당 수치가 더 높다. 음식을 먹지 않았고 시간이 지났으니 혈당이 내려가야 하는데 결과는 예상과 전혀 다르게 나타난다.

혈당은 음식뿐만 아니라 다른 요인에도 영향을 받는다. 바로 호르몬이다. 몸은 호르몬을 동원해서 혈당을 올라가게도 하고 내려가게도 한다. 아침에는 몸이 스스로 혈당을 올라가게 하는 호르몬을 분비해서 혈당이 올라가게 하고, 잠자리에 드는 밤에는 혈당을 올라가게 하는 호르몬의 분비를 줄여서 혈당을 내려가게 한다. 이것이 아침 식전 혈당이 전날 잠자리에 들기 전 혈당보다 높은 이유다. 혈당이 높아지는 시각인 아침 식전 혈당이 높지 않다면 잠자리에 들 때의 혈당도 당연히 높지 않다. 밤 혈당은 정상이더라도 아침 혈당이 높을 수 있으므로, 혈당 측정은 꼭 아침 식전에 해야 한다.

몸은 왜 아침에 혈당을 높이는가

혈당은 뇌를 비롯한 근육 등 몸에 있는 모든 세포가 활동하는 데 필요한 성분이다. 활동을 많이 하면 많이 소비되고 활동을 적게 하면 적게 소비된다. 아침은 하루 일과를 시작하는 시각이다. 뇌와 근육을 비롯한 몸 전체가 활동을 시작하기 위해서는 포도당을 많이 공급받아야 한다. 그래서 몸이 일부러 아침에 혈당을 올라가게 하는 것이다.

혈당과 요당의 관계

혈당이 180mg/dL를 넘어가면 당이 오줌에 섞여 나오기 시작하며, 혈당이 높을수록 요당도 점점 많아진다. 혈당 180mg/dL는 상당히 높은 수치이며, 이보다 낮을 때에는 당이 오줌으로 함께 배설되지 않는다. 오줌에 당이 섞여 나온다면 이미 혈당이 꽤 높다는 뜻이다.

요당의 배출은 높은 혈당으로부터 몸을 보호하기 위한 일종의 안

전장치다. 혈당이 많이 올라가면 세포 속의 수분이 세포 밖으로 빠져나와서 세포 탈수를 일으킨다. 이로 인해 뇌를 비롯한 신체의 모든 기능이 떨어지고 경우에 따라서는 생명을 잃기도 한다. 높은 혈당으로 인해 이 같은 심각한 문제가 생길 수 있기 때문에, 몸은 혈당이 높을 때 오줌으로 배출되도록 하여 고혈당으로 인한 문제가 생기지 않게 한다. 저수지 둑의 일부분을 낮게 만들어서 물이 어느 정도 차면 넘쳐흐르도록 함으로써 둑이 터지지 않게 하는 것과 같은 이치다.

음식·혈당·인슐린·배고픔·체중의 관계

혈당이 될 수 있는 성분이 들어 있는 식품, 즉 모든 식물성 식품을 먹으면 당으로 분해된 후 혈액으로 흡수되어 혈당이 상승한다. 혈당이 상승하면 몸은 혈당을 내리기 위해 인슐린을 분비한다. 인슐린의 작용으로 혈당이 지방으로 바뀌어 지방세포에 저장되면 혈당이 내려간다. 혈당이 내려가면 배고픔을 느낀다. 배가 고프면 다시 음식을 먹는다.

음식을 많이 먹으면 당연히 혈당이 높이 올라가고 인슐린도 많이 분비된다. 그러면 혈당이 지방으로 변하면서 체중이 증가한다. 음식을 먹고 나서 일정 시간이 흐르면, 많이 분비된 인슐린으로 인해 혈당이 크게 내려가고, 이로 인해 심한 허기감이 생긴다. 이 때 음식을 많이 먹으면 같은 현상이 반복되면서 체중이 점점 증가한다.

음식을 알맞게 먹으면 혈당이 적당하게 올라가고 인슐린이 적당하게 분비된다. 그러면 혈당이 적당하게 내려가고 체중이 조금 증가한다. 시간이 지나면서 혈당이 내려가면 약간의 허기감이 생기고 만들어졌던 지방이 분해된다. 결국 체중은 증가하지도 않고 감소하지도 않는다.

음식을 적게 먹으면 혈당이 조금 올라가고 인슐린도 소량만 분비되어 지방이 만들어지지 않는다. 시간이 지나면서 혈당이 내려가면 몸에 있던 지방이 혈당으로 분해되어 체중이 감소한다.

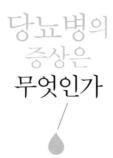

당뇨병의 증상은 무엇인가

모든 병에는 증상이 있다. 느끼지 못할 수는 있어도 증상이 없는 병은 없다. 증상은 사람을 괴롭히지만 긍정적인 면도 있다. 증상이 있으면 관심을 갖게 되고 문제를 해결하기 위해 노력을 기울인다. 반면에 증상이 보이지 않으면 당장 괴롭지 않다는 이유로 문제가 생겼음에도 불구하고 스스로 건강하다고 착각하여 방심하기 쉽다. 그래서 증상이 보이지 않는 질병은 초기에 해결할 수 있는 문제를 늦추게 만들어 큰 고생으로 이어지기 쉽다.

초기 당뇨병은 증상이 보이지 않는다

대부분의 병이 그렇듯 당뇨병도 초기에는 증상이 보이지 않아서 관심을 갖지 않는다. 당뇨병이 쉽게 나을 수 있는 병이라면 관심을 갖지 않아도 별 문제가 없겠지만, 당뇨병은 대단히 무서운 병이기 때문에 반드시 초기부터 관심을 가져야 한다. 증상을 느끼지 못한다고 해서 당뇨병이 없다고 생각하면 안 된다. 당뇨병은 증상의 유무에 따라 진단하는 것이 아니라 혈당 수치로 진단하는 것이다. 따라서 반드시 혈액검사를 해 보아야 한다. 자신도 모르는 새에 이미 당뇨병이 생겨 있다는 사실을 우연히 발견하는 경우도 무척 많다.

초기에 당뇨병을 잡지 못해서 점점 심해지면 비로소 증상이 나타난다. 잘 알려진 대로 음식을 많이 먹고, 물을 많이 마시고, 소변을 많이 본다. 이런 증상이 나타나면 말기에 접어들었다는 증거이기 때문에 치료가 매우 힘들고 여러 가지 합병증도 생긴다.

혈당이 높으면 분비물로 당이 배출된다

땀, 눈물, 침, 콧물, 질 분비물 등은 모두 혈액으로부터 만들어진다. 혈당이 높으면 이들 분비물에 당이 섞여 나오게 된다. 세균이나 곰팡이는 당을 먹이로 살아가기 때문에 당이 있는 곳에는 여러 미생물들이 쉽게 번식한다. 당뇨병이 있는 줄 모르고 있었는데, 다른 병을 치료하기 위해 진료를 받다가 당뇨병이 있다는 사실을 알게 되는 경우도 흔하다. 당뇨병 발견의 단서가 될 수 있는 몇 가지를 살펴보면 다음과 같다.

첫째, 땀에 당이 섞여 있기 때문에 피부에 곰팡이가 잘 번식한다. 발에 무좀이 잘 생기고, 피부에 곰팡이가 번식하여 가려운 증상이 자주 발생한다.

둘째, 입 안에 냄새가 심해지며 잇몸 질환이 흔하게 발생한다. 치과에 갔다가 당뇨병을 발견하는 경우도 흔하다. 당이 섞여 있는 침에 미생물이 번식해서 냄새가 나고 잇몸까지 상하기 때문이다.

셋째, 질염 또는 질 주위 피부에 곰팡이 감염이 생겨서 냄새가 나고 가렵다.

미생물이나 곰팡이에 감염되어 나타나는 이러한 증상들은 목숨을 단축시키지는 않지만 삶의 질을 크게 떨어뜨린다.

당뇨병 말기에 나타나는 증상들

당뇨병이 오래되면 몇 가지 뚜렷한 증상이 나타난다. 특히 세 가지가 많아지는데, 음식을 많이 먹고, 오줌을 많이 누고, 물을 많이 마신다. 혈당이 높으면 오줌으로 당이 배설되기 때문에 세포가 당을 충분히 이용하지 못하고 부족하게 된다. 음식을 먹었지만 사실상 먹지 않은 것과 같은 상황이 몸속에서 발생한다. 그러면 배고픔을 느껴서 또 다시 음식을 먹게 된다.

혈당이 높으면, 오줌으로 당이 배설되면서 물을 끌어당겨 함께 내보내기 때문에 오줌의 양이 많아진다. 오줌의 양이 많아지면 탈수가 되어 물을 많이 마시게 된다.

당뇨병이 심하면 체중이 감소한다

혈당이 180mg/dL 이상으로 올라가면 혈액의 당이 오줌으로 배설된다. 당은 사람의 생존에 필요한 에너지를 만들어내는 원료다. 혈액 속의 당은 세포 속으로 들어가서 대사에 사용된다. 그러나 당이 세포 속으로 들어가지 못하고 혈액 속에 머물다가 오줌으로 배설되어버리면, 에너지가 부족해진 몸은 지방을 분해해서 소비해버리기 때문에 체중이 감소한다. 갑자기 체중이 감소할 때 혹시 당뇨병이 있는 것은 아닌지 확인해보는 이유가 바로 이 때문이다.

당이 오줌으로 배출되더라도 혈액 속에 여분의 당이 많이 남아 있기 때문에 세포가 이를 사용할 것 같은데 그렇지가 않다. 혈액 중의 포도당이 세포 안으로 이동하기 위해서는 인슐린이 필요하다. 그러나 인슐린 부족으로 당이 세포 안으로 들어가지 못하기 때문에, 세포는 지방을 분해하여 포도당 대용으로 사용해버린다. 이 때문에 몸에서 지방이 줄어들어 체중이 감소한다.

당뇨병은 다른 병과 함께 있는 경우가 많다

당뇨의 또 다른 특징은 다른 병들을 함께 갖고 있는 경우가 많다는 점이다. 당뇨병은 대표적인 식습관병으로, 해로운 음식을 먹어서 생긴다. 해로운 음식이 당뇨만 만들지는 않을 것이기 때문에, 당뇨병이 있는 사람은 다른 병들도 함께 가지고 있는 경우가 많다. 따라서 당뇨가 확인되었다면 혹시 자신에게 다른 병도 있지 않은지 확인해보아야 한다. 모든 병은 초기에 다스려야 해결이 쉽고 후유증도 줄일 수 있다.

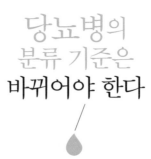

당뇨병의
분류 기준은
바뀌어야 한다

병을 올바르게 분류하는 일은 대단히 중요하다. 어떻게 분류하느
냐에 따라 해결 방법이 달라지기 때문이다. 분류를 잘못하면 병을
제대로 치료할 수 없다. 현대의학이 당뇨병을 해결하지 못하는 이유
도 분류를 잘못했기 때문이라고 생각한다.

의학적인 당뇨병 분류

당뇨병은 여러 기준으로 분류하여 다양한 명칭으로 불러왔는
데, 그 중 어느 것도 병의 본질을 제대로 나타내지 못했다. 몇 가지
만 살펴보면 다음과 같다.

발병 시기를 기준으로 성인기에 잘 발생하는 유형과 청소년기에

잘 발생하는 유형으로 구분하여 앞의 것을 성인형 당뇨병, 뒤의 것을 청소년형 당뇨병이라고 분류하기도 하였다. 인슐린을 사용하지 않아도 생활습관을 고치면 혈당이 내려가는 당뇨병과 인슐린을 쓰지 않으면 혈당이 내려가지 않는 당뇨병으로 구분하여 앞의 것을 인슐린 비의존형 당뇨병, 뒤의 것을 인슐린 의존형 당뇨병으로 분류하기도 하였다. 이런 과정을 거쳐서 지금은 인슐린 의존형 당뇨병을 1형, 인슐린 비 의존형 당뇨병을 2형으로 분류하고 있으며, 이것이 현재 의료계에서 사용하는 분류법이다.

일반인이 알기 쉬운 당뇨병 분류

전문적인 지식이 없는 일반인들은 분류법을 정확히 알지 못하는 경우가 많다. 당뇨병은 병을 가진 사람이 어떻게 생활해야 하는지 알아야 고칠 수 있는데, 자신이 어느 유형에 속하고, 어떻게 해서 병이 생겼고, 어떻게 해야 치료할 수 있는지 알지 못하면 아무 것도 할 수가 없다. 그저 의사가 일러주는 대로 수동적으로 따라갈 수밖에 없고, 병은 치료되지 않는다. 그러므로 환자가 알 수 있도록 병을 분류해서 내용을 분명히 알게 해야 한다. 그래서 나는 당뇨병을 조금 다른 방식으로 분류하고 있는데, 하나는 현미식물식을 하면 약을 안 써도 나을 수 있는 당뇨병이고, 다른 하나는 현미식물식을 하면서 인슐린을 써야 하는 당뇨병이다.

현미식물식을 하면 약을 안 써도 나을 수 있는 당뇨병은 식습관을 비롯한 생활습관을 고치면 완치되는 당뇨병이며, 현미식물식을 하면서 인슐린을 써야 하는 당뇨병은 식습관을 비롯한 생활습관을 고쳐도 혈당이 높아서 인슐린을 투여해야 하는 당뇨병이다. 이렇게 분류하고 보면 환자가 무엇을 해야 하는지 쉽게 알 수 있다.

혈당이 높으면 먼저 생활습관을 고쳐야 하고, 그런 뒤에 혈당이 내려가는지 안 내려가는지 확인하면 된다. 내려가면 앞의 유형이고 내려가지 않으면 뒤의 유형이다. 앞의 유형과 뒤의 유형은 치료방법이 크게 다르므로, 자신이 어느 유형에 속하는지 파악하는 것이 당뇨병 치료를 위해 무척 중요하다.

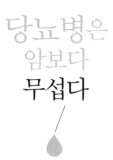

당뇨병은 암보다 무섭다

당뇨병은 대단히 무서운 병이다. 쉽게 생각하고 가볍게 넘겨서는 안 된다. 당뇨병이 무서운 병이라는 근거는 다음과 같다.

첫째, 당뇨병은 평생 낫지 않는다. 생활습관을 고치면 나을 수 있지만 그렇게 하는 사람이 별로 없기 때문이다. 따라서 당뇨병은 평생 낫지 않는 병이라고 봐야 한다. 습관을 고치느니 차라리 죽는 게 낫다고 말하는 사람들이 있을 만큼 습관은 쉽게 고쳐지지 않는다. 죽어가고 있으면서도 습관을 고치려고 하지 않는다. 그러므로 당뇨병은 못 고치는 병이라고 봐야 한다.

둘째, 당뇨병은 치명적인 합병증을 불러온다. 당뇨병을 오래 앓으면 여러 가지 다른 병이 같이 생기게 되는데, 죽음에 이르게 할 정도로 중병인 경우가 많다. 다행히 죽지는 않더라도 삶의 질을 크게 떨어뜨려서 고달프게 만든다. 나중에는 몸이 만신창이가 된다. 자신이 고생하는 것은 말할 필요도 없고, 가족을 비롯한 주위 사람들에게도 큰 짐이 된다.

사람들은 당뇨병을 무섭게 생각지 않는다

당뇨병이 이처럼 무서운 병임에도 불구하고 두렵게 생각하는 사람들은 별로 없는 것 같다. 왜 그런지 몇 가지 이유를 살펴보면 다음과 같다.

첫째, 당뇨병은 매우 흔한 병이다. 당뇨병을 진단 받고 나서 주위를 둘러보면 많은 사람들이 자신과 같은 당뇨병 환자임을 알게 된다. 진단받은 순간에는 겁이 나지만 남들도 많이 앓고 있다는 생각에 금세 마음의 안정을 되찾는다. 자신과 같은 처지의 사람들이 많으면 마음이 놓이는 것이 인지상정이라서 당뇨병을 무섭게 생각하지 않는다.

둘째, 당뇨병은 약으로 혈당 수치를 쉽게 내릴 수 있다. 자칫 잘못해서 약을 강하게 쓰면 혈당이 너무 많이 내려가는 저혈당으로 인한 문제가 생길 만큼 약으로 혈당을 내리기는 쉽다. 약을 쓰는 데도 불구하고 혈당이 쉽게 내려가지 않는다면 걱정이 클 것이다. 그러나 약을 쓰면 쉽게 혈당을 내릴 수 있기 때문에 당뇨병을 무섭게 생각하지 않는다.

셋째, 당뇨병은 단기간에는 별 문제가 생기지 않는다. 당뇨병을 앓은 지 적어도 몇 년이 지나야 합병증이 나타난다. 당뇨병이라는 사실을 알고 나서 얼마 지나지 않아 합병증이 생긴다면 사람들은 병을 매우 두렵게 생각할 것이다. 그러나 당뇨병 진단을 받아도 당장은 아무런 문제가 생기지 않기 때문에 사람들은 당뇨병을 별것 아니라고 생각한다.

당뇨병은 암보다 무섭다

암으로 진단받으면 사람들은 매우 크게 충격을 받는다. 처음에는 무척 당황하지만 정신을 차리고 주위를 둘러보면 암에 걸렸다가 완치된 사람들이 많이 있음을 알게 되어 점점 안정을 되찾는다. 한국에서 암의 완치율은 약 70%에 이른다. 여기에는 초기에 암을 발견하는 비율이 높아진 점도 많이 기여했다. 어찌되었든 과거에 비해 암 완치율이 빠르게 올라가고 있다. 과거에는 암 진단을 받으면 '암을 선고 받았다'라는 말을 쓰기도 했다. '사형선고'를 떠올리게 하는 말이다. 그만큼 과거에는 암으로 사망하는 사람들이 많았다. 그러나 지금은 암 정복을 장담할 정도로 완치율이 높아지고 있다.

암은 5년간 재발이 없으면 완치되었다고 보는 것이 일반적이다. 물론 5년이 지난 후에 재발하는 경우도 있지만, 5년을 잘 견디면 재발률이 크게 떨어지기 때문에 한숨을 돌릴 수 있다. 고생스럽지만 길어야 5년이다. 암 치료 후에 후유증으로 고생하는 사람들도 있으나, 아무 흔적 없이 낫는 사람들도 많다.

이에 비하면 당뇨병은 완치되는 경우가 드물다. 약을 먹고 혈당 수치를 정상으로 유지하는 사람은 있지만, 그렇다고 병이 사라지는 것은 아니다. 약을 중단하면 혈당은 바로 올라간다. 완치율은 거의 제로에 가깝다. 평생 병을 달고 산다.

당뇨병이 오래되면 여러 가지 합병증이 생긴다. 합병증은 생명을 앗아가거나 심각한 장애를 불러와서 삶의 질을 크게 떨어뜨린다. 그런 면에서 보면 당뇨병이 암보다 더 무섭다. 그러나 이런 사실을 실감하는 사람은 많지 않다. 그래서인지 당뇨병을 별것 아니라고 생각하고 적극적으로 해결하려고 애쓰지 않는 경우가 많다.

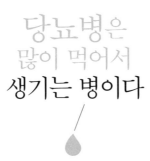

당뇨병은
많이 먹어서
생기는 병이다

당뇨병은 매우 다양한 인자들에 의해서 발생하기 때문에 어느 한 두 가지만을 원인으로 지목하기 어렵다. 그러나 대단히 흔한 원인은 비만과 스트레스다. 둘 중에서도 비만이 차지하는 비중이 더 크다.

당뇨병은 비만의 병이다

당뇨병은 표면적으로만 보면 혈당이 높은 병이다. 그러나 당뇨병의 근본적인 원인은 비만이다. 즉, 몸에 비계가 너무 많아서 생기는 병이다. 당뇨병이 비만의 병이라는 몇 가지 증거를 제시하면 다음과 같다.

첫째, 당뇨병은 비만할 때 잘 생긴다. 비만이란 필요 이상으로 많은 지방이 몸에 쌓여 있는 상태를 말한다. 대부분의 당뇨병 환자는 현재 비만하거나 과거에 비만했던 사람들이다. 과거에도 야위었고 현재도 야윈 당뇨병 환자들이 간혹 있기는 하지만 대부분의 환자들은 비만한 상태다.

둘째, 체중이 줄면 대부분의 당뇨병은 낫는다. 즉 비만이 사라지면 혈당이 내려간다.

셋째, 당뇨병의 합병증은 동맥에 기름때가 생겨서 발생한다. 즉 당뇨병은 혈액 중에 지방이 많을 때 생긴다. 비만하면 혈액 중에 기름 성분의 비율이 높아진다.

넷째, 당뇨병 약을 쓰면 혈당이 내려가는 반면 체중은 증가한다. 약 기운이 떨어지면 혈당이 다시 올라가는데, 약을 쓰기 전보다 더 많이 올라간다. 그러다보면 약이 점점 늘게 된다. 몸에 지방이 많아져서 체중이 늘면 혈당이 더 올라가는데, 이 역시 당뇨병이 지방의 병이라는 증거다.

혈당과 중성지방의 관계

당뇨병은 겉으로는 혈당이 높은 병인데 병의 뿌리에 해당하는 것은 지나치게 많은 지방이다. 그래서 혈당과 지방의 관계를 아는 것이 당뇨병을 이해하는 핵심이다.

혈당은 중성지방(비계)이 될 수 있고 지방은 혈당이 될 수 있다.

즉, 서로 왔다 갔다 하는 관계다. 혈당이 높으면, 혈당이 지방으로 변해서 몸에 비계가 많아지고 체중이 증가한다. 또한 몸에 지방이 쌓이면, 지방이 혈당으로 변해서 혈당 수치가 올라간다. 혈당과 지방의 이 같은 관계를 모르면 당뇨병을 치료할 수 없다. 당뇨병은 이 둘을 동시에 보고 치료해야 한다. 어느 하나만 보고 치료하면 보지 않는 것이 문제를 일으켜서 병을 악화시킨다. 혈당을 내려가게 하는 노력이 지방을 많아지게 하는 원인이 되어버리면 근본적인 문제를 해결할 수 없다.

당뇨병 치료의 핵심은 지방을 줄이는 것이다

당뇨병이 혈당의 병이라는 생각에 빠져 있으면 혈당을 내리는 데에만 관심을 쏟게 된다. 그러나 당뇨병이 생기는 뿌리는 과도한 지방이다. 그러므로 혈당을 내리려고 애쓸 것이 아니라 몸의 지방을 줄이려고 노력해야 한다. 지방이 줄어들면 혈당도 따라서 내려간다. 혈당과 지방은 왔다 갔다 하는 관계이기 때문이다. 지방을 줄이지 못하면 혈당은 내려가지 않는다.

혈당은 내려가게 하지만 지방을 많아지게 한다면 당뇨병은 낫지 않는다. 당뇨약이라고 부르는 혈당강하제가 바로 그런 약이다. 낫지 않는 방법으로 치료하니까 실패할 수밖에 없고, 그런 결과를 보면서 '당뇨병은 치료되는 병이 아니다'라며 병을 탓한다. 치료하는 사람의 책임을 병의 책임이라고 떠넘겨서는 안 된다.

체중이 핵심이다

체중관리는 당뇨병 치료의 핵심이다. 체중이 무거워도 안 되고 너무 가벼워도 안 된다. 사람에게 알맞은 몸무게 계산공식은 '(키-100)×0.85'다. 이 계산법은 표준 체중 계산법을 필자가 약간 수정한 것인데, 이보다 체중이 조금 더 적으면 훨씬 좋다.

이 정도 몸무게가 되면 겉보기에 다소 야위어 보인다. 사람의 몸은 적당하게 야윈 것이 좋은데, 많은 사람들이 야위면 건강에 해가 된다고 오해하고 있다.

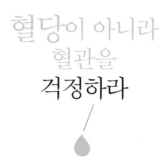

혈당이 아니라 혈관을 걱정하라

당뇨병이 있는 사람들은 혈당이 높으면 혹시 어떻게 되는 것은 아닌지 걱정하고 불안해한다. 그러나 정작 걱정해야 할 문제는 높은 혈당 수치가 아니라 혈관의 상태다. 당뇨병이 무서운 이유는 혈관이 막히는 합병증이 생기기 때문인데, 혈당이 높다고 해서 혈관이 막히지는 않는다.

문제는 혈당이 아니라 혈관이다

포도당은 물에 녹기 때문에 혈액 중에 녹아 있더라도 혈관에 때를 형성하지는 않는다. 혈관을 좁아지게 하는 것은 지방 성분이다. 높은 혈당을 그대로 두라는 말은 아니다. 혈당이 높을 때는 서둘러 올바른 방법으로 혈당을 내려가게 해야 한다. 그러나 혈관에 때가 끼지 않게 하는 것이 혈당을 내리는 일보다 더 중요하다는 점을 잊어서는 안 된다.

혈당은 수치로 표시되기 때문에 눈으로 확인할 수 있지만 혈관은 혈당처럼 확인할 수 있는 방법이 없다. 보이면 관심을 갖고 보이지 않으면 관심에서 멀어지기 마련이다. 그러나 보이지 않지만 더 중요한 것이 있다는 사실을 깨닫고 관심을 가져야 한다. 혈당 수치를 보지 말고 혈관을 보자.

음식과 체중에 관심을 가져야 한다

혈관에 기름때를 만드는 몇 가지 원인을 살펴보면 다음과 같다.

첫째, 혈액 중에 콜레스테롤 수치가 높으면 혈관이 좁아진다. 콜레스테롤은 기름이라서 콜레스테롤 수치가 높으면 혈관 벽에 기름때가 낀다. 콜레스테롤은 동물성 식품에만 들어 있기 때문에 동물성 식품을 먹으면 혈관이 좁아질 수밖에 없다. 반대로 식물성 식품에는 콜레스테롤이 전혀 들어 있지 않기 때문에 식물성 식품만 먹으면 혈관이 좁아지지 않는다. 혈관을 건강하게 유지하는 첫걸음은 음식의 종류에 관심을 가지는 일로부터 시작한다.

둘째, 혈액 중에 중성지방 수치가 높으면 혈관이 좁아진다. 중성지방은 비계 성분의 기름이므로 혈관 벽에 기름때를 만든다. 어떤 음식이든 많이 먹으면 중성지방 수치가 올라가기 때문에 알맞게 먹어서 적당하게 야위어야 중성지방 수치를 낮출 수 있다. 혈관을 건강하게 유지하는 두 번째 걸음은 체중에 관심을 두는 것이다.

동물성 식품을 먹지 않고 식물성 식품만 먹고, 양을 적게 먹어서 적당하게 야위면 혈관이 막힐 가능성이 크게 줄어든다. 그러면 혈당 수치도 정상으로 유지할 수 있다.

합병증 발생 원인이 잘못 알려져 있다

당뇨병의 합병증은 동맥이 좁아지다가 (동맥경화증) 막히는 것이고 그렇게 만드는 원인 성분은 지방, 즉 기름이다. 혈액 속에 콜레스테롤과 중성지방이 높으면 동맥 벽에 기름때가 쌓여서 혈관이 좁아진다.

동맥을 좁아지게 하는 것이 혈액 중의 당, 즉 높은 혈당 때문이라고 잘못 알고 있는 사람들이 매우 많다. 높은 혈당이 동맥을 좁아지게 한다고 알고 있는 사람들은 동맥경화증을 예방하기 위해서 혈당이 내려가도록 애를 쓴다. 혈당을 내려가게 하는 손쉬운 방법은 혈당강하제, 즉 당뇨병 약이다. 예전보다 당뇨병 약을 쓰는 사람들의 비율이 높지만 합병증은 줄어들지 않고 오히려 늘고 있다. 이런 사실을 통해서도 당뇨병 합병증은 혈당이 높아서 생기는 것이 아니라는 사실을 확인할 수 있다.

혈액의 성분 중에서 수분이 차지하는 비율은 약 55%다. 기름 성분은 물에 녹지 않고 때처럼 들러붙어서 혈관을 좁아지게 한다. 그러나 당은 물에 녹기 때문에 때를 만들지도 않고 혈관을 좁아지게 하지도 않는다. 손에 설탕물이 묻었을 때를 생각해보면 쉽게 알 수 있다. 비누를 쓰지 않고 찬물로만 씻어도 쉽게 설탕 성분을 제거할 수 있다. 반면에 손에 기름이 묻으면 따뜻한 물과 비누까지 사용해야 간신히 씻어낼 수 있다.

마찬가지 원리로 당은 물에 녹아서 쉽게 흘러가고 기름은 물에 녹지 않고 혈관 벽에 들러붙어 때가 된다. 따라서 혈당을 내리는 데 관심을 기울일 것이 아니라 혈액 속 기름 성분의 수치를 내리는 데 관심을 기울여야 합병증을 막을 수 있다. 높은 혈당이 혈관을 좁아지게 하는 것이 아니라 높은 기름 성분이 혈관을 좁아지게 한다는 점을 분명히 알아야 한다.

동맥경화증을 만드는 기름 성분

기름 성분에는 여러 가지가 있다. 그 중에서 때를 형성하여 혈관이 좁아지게 하는 성분은 중성지방과 콜레스테롤이다.

중성지방은 비계와 같은 성분이다. 피부 밑에 비계가 많은 상태를 비만이라고 하고, 이런 상태가 되면 중성지방이 혈관에 때를 만들어 좁아지게 한다. 중성지방은 동물성 식품에는 매우 많이 들어 있고 식물성 식품에는 적당하게 들어 있다. 그래서 동물성 식품을 먹으면 혈관이 쉽게 좁아지고 식물성 식품을 먹으면 혈관이 좁아지지 않는다. 그러나 식물성 식품이라도 가공한 것을 먹으면 몸속에 중성지방이 많이 만들어져서 동맥을 좁아지게 한다.

콜레스테롤은 동물성 식품에 들어 있고, 식물성 식품에는 전혀 들어 있지 않다. 그래서 동물성 식품을 먹으면 동맥이 쉽게 좁아지고 식물성 식품을 먹으면 동맥이 좁아지지 않는다.

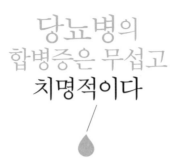

당뇨병의
합병증은 무섭고
치명적이다

혈당이 너무 높아서 문제가 되는 경우가 있긴 하지만, 대부분의 경우에는 높은 혈당이 몸에 큰 이상을 일으키지 않는다. 문제가 되는 것은 혈관이 막히는 일이다. 장기는 5분 이상 혈액을 공급받지 못하면 죽기 때문에 혈관이 막히는 당뇨병의 합병증은 매우 무섭다.

당뇨병이 무서운 이유는 합병증 때문이다

당뇨병의 합병증은 동맥에 낀 지방 찌꺼기 때문에 혈관이 좁아져서 생긴다. 동맥이 좁아지는 현상을 동맥경화증이라고 부른다. 당뇨병이 무서운 이유 역시 동맥에 이상을 일으켜서 여러 가지 문제로 이어지기 때문이다.

동맥은 혈액을 온몸 곳곳으로 운반하는 관이다. 따라서 동맥이 좁아지면 혈액 공급도 줄어든다. 인체의 모든 세포는 혈액을 공급받아서 활동하는데, 혈액 공급량이 감소하면 그만큼 세포 활동력도 떨어진다. 동맥이 점점 좁아지다가 나중에 막혀버리면 혈액이 공급되지 않아서 세포가 죽게 된다. 중요한 장기에 이런 현상이 생기면 생명을 잃기 쉽고, 다행히 죽음에까지 이르지는 않더라도 삶의 질이 크게 떨어진다.

언제 합병증이 생길지 알 수 없다

자신의 동맥이 얼마나 좁아져 있는지 알 수 있는 사람은 아무도 없다. 동맥은 상당히 많이 좁아질 때까지 아무런 증상이 없고, 눈으로 볼 수도 없기 때문에 얼마나 좁아졌는지도 알 수 없다. 이런 이유 때문에 관심에서도 멀어진다. 그러다가 합병증이 마른하늘에 날벼락처럼 닥친다. 당장 오늘 밤에 문제가 생길수도 있다. 그러므로 미리 대비해야 한다. 합병증이 생기고 나서 후회하지 않도록 지금 당장 동맥에 관심을 가져야 한다.

당뇨병이 있으면 합병증이 찾아온다는 점을 명심하고 있어야 한다. 예측하지 않고 있다가 어느 날 갑자기 합병증이 생기면 매우 당황하게 된다. 심하면 생명을 잃거나 심각한 후유증에 시달리게 된다. 미리 대비하면 심각한 상황을 피해갈 수 있을 텐데 기회를 놓치고 나서야 후회한다. '설마 나한테 합병증이 생기겠어?' 하고 안이하게 마음을 먹었다가는 낭패를 보기 십상이다. 당뇨병 환자는 합병증이 생길 후보자라는 사실을 잊으면 안 된다.

당뇨병의 5대 합병증

당뇨병으로 인해 생기는 동맥경화증은 특정 장기의 동맥에서만 생기는 이상이 아니라 전신의 동맥에 생기는 문제다. 전신의 혈액은 계속 섞이기 때문에 어느 장기로 가는 혈액이든 성분은 똑같다. 따라서 당뇨병으로 인한 동맥경화증은 머리부터 발끝까지 생기지 않는 곳이 없다. 그 중에서도 특히 심각한 문제를 일으키는 것이 뇌혈관병, 눈혈관병, 심장혈관병, 콩팥혈관병, 발혈관병이다. 이 다섯 가지 합병증은 생명을 앗아가기도 하고, 생명을 잃지는 않더라도 삶의 질을 크게 떨어뜨린다.

살아가면서 실수로 당뇨병이 생겼다면 거기서 멈추게 해야지 합병증까지 생기게 해서는 안 된다. 당뇨병이 무섭다는 사실을 합병증이 생긴 후에야 아는 사람들이 많다. 합병증이 생기고 나서 평생을 후회하며 힘겹게 살아가는 사람들을 보면 매우 안타깝다.

❶ 뇌혈관병

당뇨병의 합병증으로 자주 발생하는 것이 뇌혈관병이다. 뇌혈관병은 뇌의 동맥이 막히거나 터지는 병이다. 그 결과로 뇌신경에 혈액이 공급되지 않아 뇌신경이 사멸하게 된다. 뇌신경의 역할은 매우 다양하고 중요한데, 기능을 못하면 심각한 증상이 나타난다. 목숨을 잃거나, 살아남는다고 해도 심한 후유증에 시달리게 된다. 의식 이상, 언어장애, 팔다리 운동마비, 감각 이상(시각, 청각, 촉각, 미각, 후각 등), 균형감각 상실, 음식 삼키기 이상, 안구 운동 마비 등 수많은 이상을 겪게 된다.

❷ 심장혈관병

당뇨병이 오래되면 합병증으로 심장혈관병이 잘 생긴다. 심장혈관병이란 심장 동맥이 막히는 이상을 말한다. 심장 동맥이 막히면 심장 근육의 일부가 괴사하여 심장이 활동하지 못하고 정지한다. 이런 병을 심근경색이라고 부른다. 심장은 전신으로 혈액을 보내주는 펌프 역할을 하는데, 심장이 수축하지 않으면 다른 장기도 혈액을 공급받지 못해 활동을 할 수 없게 되어 결국 사망에 이르게 된다.

심근경색은 분초를 다투는 병이다. 5분 이내에 손을 쓰지 못하면 생명을 잃게 된다. 심폐소생술을 시행해야 하는데, 이 때 쓰는 장치가 자동제세동기다. 전기로 심장에 충격을 주어 멈춘 심장을 다시 박동하게 하는 장치다. 사람들이 많이 살거나 모이는 곳에는 의무적으로 자동제세동기를 비치하도록 되어 있다. 아파트, 공항, 열차대합실, 버스터미널, 지하철역, 학교, 공공건물, 대형 사설건물 등에 놓여 있는 것을 볼 수 있다.

우리는 심근경색이 언제, 어디서, 누구에게 생길지 예측할 수 없는 불안한 시대에 살고 있다. 심폐소생술은 구급대원이 환자에게 도착하기 전에 실시해야 하기 때문에, 누구라도 환자를 발견하자마자 심폐소생술을 실시할 수 있도록 미리 방법을 익혀 놓아야 한다. 그 전에 당뇨병이 있는 사람은 자신에게 심근경색이 생길 가능성이 있음을 반드시 기억하고 있어야 한다.

❸ 콩팥혈관병(만성콩팥병)

콩팥은 혈액을 걸러서 오줌을 만들어 내는 장기다. 혈액의 노폐물을 충분히 거르기 위해서는 콩팥에 혈액이 많이 공급되어야 하는데, 그러기 위해서는 콩팥에 혈관이 많을 수밖에 없다. 그래서 콩팥은 혈관 덩어리다. 만일 혈관이 좁아지면 콩팥으로 공급되는 혈액의 양이 줄어들어서 노폐물이 충분히 걸러지지 않는다. 이런 상태가 오래되고 심해지면 만성콩팥병이 된다. 만성콩팥병은 현대의학으로 치료가 불가능한 절망적인 병이다. 만성콩팥병 발생의 가장 흔한 원인이 당뇨병이다. 당뇨병이 무서운 이유 중 하나가 바로 불치병인 만성콩팥병으로 이어진다는 점이다.

❹ 눈혈관병(당뇨망막증)

'몸이 천 냥이면 눈이 구백 냥'이라는 말이 있다. 사람은 오감을 통해서 정보를 받아들이는데, 오감 중에서 가장 비중이 큰 것이 시각이다. 당뇨병은 눈에 치명적인 합병증을 일으킨다. 당뇨병이 오래되면 망막혈관에 이상이 생긴다. 혈관이 좁아지다가 막히거나 터진다. 망막은 물체의 상을 맺는 곳인데 혈관이 터지거나 막히면 상이 이지러지거나 아예 상을 맺지 못하기도 한다. 당뇨병으로 인한 눈혈관 합병증은 성인 실명의 주요 원인이다.

❺ 발혈관병(당뇨발)

당뇨병이 오래되면 발 동맥이 막히는 합병증이 잘 생긴다. 발 동맥에 기름때가 끼어 점점 좁아지다가 완전히 막히면 발이 괴사, 즉 썩는다. 발가락을 잘라야 하거나 심하면 발목을 잘라야 하는 환자가 크게 늘고 있다. 발에 이상이 있으면 잘 걸을 수가 없어서 몸은 점점 더 나빠질 수밖에 없고, 그러다보면 당뇨병이 악화되어 삶의 질이 크게 떨어진다. 남의 도움을 받아야 하는 일이 많아지니 자신뿐만 아니라 가족과 사회에도 큰 짐이 된다. 당뇨병이 있으면 상처가 잘 낫지 않는데, 그 역시 당뇨발이 생기는 것과 같은 이치다. 혈액이 잘 공급되지 않으면 상처가 잘 낫지 않는다.

콩팥 상태를 알아보는 단백뇨 검사

단백뇨란 오줌에 단백질이 섞여서 배출되는 병이다. 단백질은 원래 오줌으로 배출되지 않는 성분이다. 오줌은 콩팥에서 만들어지는데, 콩팥에 이상이 생기면 단백뇨가 나타난다. 따라서 단백뇨 검사는 콩팥 이상을 조기에 알아낼 수 있는 수단이 된다. 단백뇨를 치료하지 않으면 나중에 만성콩팥병이 되어 회복이 불가능해지기 때문에, 단백뇨가 있는지 미리 알아보는 일은 건강을 위해서 대단히 중요하다.

단백뇨는 아무 증상이 없기 때문에, 건강검진 결과 단백뇨가 있다는 진단을 받아도 긴장하지 않고 방치하는 경우가 흔하다. 그러다가 나중에 심각한 상태가 되어 당황하는 사람들이 많다. 단백뇨 검사는 방법이 간단하고 시간도 오래 걸리지 않으며 비용도 아주 적게 든다. 자신의 오줌을 받아서 체크해보면 금방 결과를 알 수 있다.

이미 당뇨병이 있는 사람이라면 나중에 콩팥에 이상이 생길 수 있기 때문에 정기적으로 단백뇨 검사를 해서 콩팥에 이상이 생겼는지 확인해야 한다.

당뇨발 예방법으로 잘못 알려진 내용들

당뇨발이 생기면 수명이 단축될 뿐만 아니라 삶의 질이 크게 떨어지기 때문에 최선을 다해서 예방해야 한다. 그러나 안타깝게도 당뇨발 예방법으로 알려진 내용들 중에 도움이 되는 것이 별로 없다. 이것저것 이야기들을 하지만 정작 중요한 것은 빠져 있다.

당뇨가 있는 사람들은 발에 상처가 생기지 않도록 조심하라는 주의를 받게 되고, 이를 매우 중요하게 여긴다. 당연한 말이다. 그러나 상처를 내고 싶어서 내는 사람이 어디 있겠는가? 실수로 상처가 날 수도 있는데, 그렇다면 상처가 나더라도 별 문제가 생기지 않고 잘 낫게 해야 하지 않겠는가?

상처는 혈액 공급이 충분하면 잘 낫고 혈액 공급이 부족하면 잘 낫지 않는다. 혈액 공급이 잘 되게 하고 싶다면 동맥경화증을 예방해야 한다. 동맥경화증은 혈당을 내린다고 예방이 되는 것이 아니라 혈액 중의 지방을 줄여야 예방할 수 있다. 동물성 식품을 먹지 않고 자연식물식만 해야 한다.

발을 자주 씻고 깨끗하게 말리는 것이 당뇨발을 예방하는 방법이라는 이야기도 한다. 물론 발을 청결하게 유지해야 한다. 그러나 당뇨발은 발이 지저분해서 생기거나 발에 물기가 있어서 생기는 이상이 아니다. 당뇨발은 외부 원인에 의한 문제가 아니라 내부의 이상으로 생기는 병이다. 당뇨발 예방을 위해서는 발의 겉이 아니라 안을 보아야 한다. 당뇨발은 피부가 아니라 혈관의 문제다.

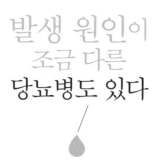

발생 원인이
조금 다른
당뇨병도 있다

지금까지 살펴 본 것처럼 당뇨병은 잘못 먹은 음식이 원인이 되어 발생한다. 그러나 임신성 당뇨병이나 약에 의한 당뇨병과 같이 조금 다른 원인으로 발생하는 경우도 있다.

임신성 당뇨병

당뇨병이 없었는데 임신 후에 당뇨병이 발생하는 경우, 이를 임신성 당뇨병이라고 부른다. 임신을 하면 누구나 혈당이 전보다 약간 올라간다. 임신으로 인해 여러 가지 호르몬 분비에 변화가 생기고 몸이 달라지기 때문인데, 이런 변화가 스트레스로 작용하여 혈당을 올라가게 한다. 임신을 하면 몸이 무겁고, 먹는 것이 달라지기도 하고,

잠이 불편할 수도 있고, 앞으로 다가올 일에 대한 걱정도 생긴다.

임신 중 발생한 당뇨병은 분만 후에 없어지는 경우가 많지만, 상당수는 나중에 다시 발생한다. 임신으로 인한 문제가 없어졌는데도 혈당이 올라간다면 임신과 무관하게 혈당이 올라갈 수 있는 조건을 갖추고 있다는 뜻이다. 실제로 임신 전에 당뇨병이 없었다고 생각하는 사람들 중 대부분은 당뇨병이라고 진단할 정도는 아니지만 혈당이 정상보다 꽤 높은 상태인 경우가 많다.

평소에 혈당이 충분히 낮은 상태였다면 임신으로 혈당이 조금 올라간다고 해도 여전히 정상이지만, 평소에 혈당이 꽤 높은 상태인 경우라면 임신 후에 혈당이 조금만 올라가도 경계선을 넘어서 당뇨병이 되기 때문이다. 임신 전에 당뇨병 전 단계 상태였기 때문에 임신 후 당뇨병이 되는 것이지, 임신 전에 정상인 사람은 임신 후에도 당뇨병이 생기지 않는다. 그러므로 평소에 혈당이 약간 높은 사람들은 괜찮다고 생각하지 말고 적극적으로 치료해야 한다. 임신성 당뇨병은 임신 전에 비만한 경우에 잘 생긴다. 비만은 혈당을 높인다.

혈당을 올리는 약이 있다

질병을 치료하는 약 중에 혈당을 올라가게 하는 부작용을 가진 약들이 있다. 대표적인 것이 스테로이드라고 알려져 있는 약이다. 당뇨병이 있을 때 스테로이드를 사용하면 혈당이 올라가서 문제가 될 수 있다.

스테로이드는 '만병통치약' '기적의 치료약' '치료혁명을 일으킨 약'이라는 별명이 붙어 있을 정도로 여러 가지 질병에 두루 쓰이고 있으며, 여러 가지 증상을 해소하는 데 매우 효과적이다. 이 약으로 병을 고칠 수 있다는 말이 아니라 증상을 억제하기 위해 널리 쓰고 있다는 말이다. 천식, 아토피성 피부염 등의 알레르기 질환, 류마티스 관절염을 비롯한 자가 면역 질환, 건선, 장기이식 이후와 같은 경우에 흔히 쓰인다.

당뇨병이 있는 사람들 중에 이런 병들을 함께 가지고 있는 경우가 흔한데, 이런 병들을 치료하면서 스테로이드를 쓰면 혈당이 상승하므로 주의가 필요하다. 당뇨병도 치료하면서 이런 병들을 치료할 수 있는 다른 방법을 찾아야 한다. 바로 자연식물식이다. 자연식물식은 당뇨병 치료는 말할 것도 없고 천식, 아토피성 피부염과 같은 알레르기 질환, 류마티스 관절염과 같은 자가 면역 질환, 건선 등의 치료에도 효과가 탁월하다.

2장

당뇨병은 어떻게 치료해야 하는가

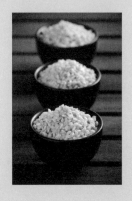

당뇨병 치료는 핵심만 잘 짚으면 쉽게 해결된다. 그러나 현대의학은 당뇨병 치료가 사실상 불가능하다고 여기고 있기 때문에, 치료라는 말 대신에 '관리'나 '조절'이라는 말을 쓰고 있다. 치료는 포기하고 관리나 조절을 목표로 삼고 있는 실정이다. 병의 핵심이 아니라 주변부만 건드리면 그럴 수밖에 없다. 당뇨병 치료의 핵심은 생활습관을 고치는 일이다. 생활습관을 고치면 완치도 가능하다.

당뇨병 치료를
시작 할 때
알아야 할 것들

당뇨병은 복잡한 병이다. 여러 얼굴이 있으므로 입체적으로 바라보아야 제대로 알 수 있다. 어느 한 면만 보고 접근하면 다른 면을 놓칠 수 있고, 부분만 보고 손을 대면 전체를 망칠 수 있다. 어느 한 가지 증상을 없애기 위해 땜질식으로 치료해서는 당뇨병을 근본적으로 해결할 수 없다. 통합적으로 보지 않으면 그르칠 수 있으므로 큰 틀에서 치료해야 한다.

치료를 시작하기 전에 꼭 알아야 할 수치들

당뇨병을 치료하기 위해서 꼭 알아야 할 수치들이 있다. 이 수치들을 제대로 알지 못하면 치료와 합병증의 예방은 불가능하다. 대표적인 것이 혈당, 중성지방, 콜레스테롤, 체중이다.

❶ 혈당

당뇨병을 치료할 때 목표로 삼는 것 중 하나는 혈당을 정상으로 회복시키는 것이다. 따라서 정확한 혈당 수치를 파악하기 위해 정기적으로 수치를 재고 정상에서 얼마나 벗어났는지, 수치가 내려가고 있는지, 수치의 변동폭이 얼마나 되는지 등을 확인해야 한다. 혈당을 측정하는 시각에 따라 수치의 명칭과 정상 수치가 다른데, 가장 정확한 것은 아침 식전에 측정하는 공복혈당이다. 아침 식전 공복혈당은 100mg/dL를 넘지 않으면 괜찮다고 알려져 있다. 그러나 가장 바람직한 수치는 60~80mg/dL이다.

❷ 중성지방

중성지방 수치가 높으면 혈당이 상승한다. 중성지방이 포도당으로 바뀌기 때문이다. 따라서 혈당을 내리기 위해서는 중성지방 수치역시 내려야 한다. 중성지방은 동맥에 기름때를 만드는 성분이므로 수치가 높으면 당뇨 합병증이 잘 생긴다.

중성지방의 정상수치는 150mg/dL 미만이라고 알려져 있으나 이는 잘못 정해진 수치다. 가장 바람직한 수치는 70mg/dL 전후다. 수치가 이 정도쯤 되게 하려면 적당하게 야위어야 한다. 중성지방은 적당하게 야위면 내려가고 군살이 생기면 상승한다.

❸ 콜레스테롤

콜레스테롤은 동맥에 기름때를 만들어 합병증을 일으키는 성분이다. 그러므로 콜레스테롤 수치를 높지 않게 유지해야 한다. 콜레스테롤은 동물성 식품을 먹으면 상승하고, 먹지 않으면 적당한 수치로 내려간다. 총 콜레스테롤의 정상수치는 130mg/dL이다. 이 수치가 되게 하려면 동물성 식품을 일절 먹지 않아야 한다.

❹ 체중

체중이 증가하면 혈당도 따라서 올라간다. 혈당 수치를 내려가게 하려면 체중을 줄여야 한다. 바람직한 체중(표준체중)을 구하는 공식은 다음과 같다.

$$표준체중 = (키-100) \times 0.85$$

위에 제시한 표준체중이 되면 겉보기에 약간 야위어 보인다. 사람들은 적당히 군살이 오른 몸매를 건강하다고 생각하는데, 올바른 생각이 아니다. 당뇨병을 고치기 위해서는 알맞게 야위어야 한다.

이상의 수치들을 정상으로 유지하면 혈당이 쉽게 내려가고 당뇨병이 치료된다.

'눈 가리고 아웅' 한다는 말이 있다. 당뇨병 약을 써서 혈당이 내려갔다고 마음 놓고 있는 것은 '눈 가리고 아웅' 하는 것과 같다. 눈을 가린다고 해서 실체가 사라지지는 않는다. 단지 자기 눈에 보이지 않을 뿐이다. 이런 식으로 앞으로 일어날 일에 대비하지 않으면 문제가 점점 커진다. 당뇨병은 혈당만 보고 치료하면 안 된다. 눈에 보이지 않더라도 더 중요한 것이 있음을 잊지 말아야 한다. 그것이 바로 혈관이다.

'선무당이 사람 잡는다'는 말이 있다. 능력도 없이 함부로 일을 처리하면 큰일을 치르게 된다. 서투르고 미숙하게 치료하면 치료하지 않느니만 못하다. 혈당만 보는 외눈 시각으로 치료하면 사람을 잡을 수 있다.

'언 발에 오줌 누기'를 해서는 안 된다. 비만으로 당뇨병이 생긴 사람이 당뇨병 약을 쓰는 것이 이와 같다. 체중만 줄이면 당뇨병 약을 쓰지 않아도 혈당이 정상으로 되돌아가는 과식형 당뇨병에 혈당강하제를 사용해서는 안 된다. 추위로 발이 얼었을 때 발에 따뜻한 오줌을 누면, 당장은 발이 녹겠지만 오줌이 식어서 얼어붙으면 오줌을 누기 전보다 훨씬 더 상태가 나빠진다. 혈당강하제를 쓰면 당장은 혈당이 내려가겠지만, 중성지방이 많아져서 점점 더 비만해지고 혈당이 이전보다 더 높이 올라간다. 한 치 앞을 보지 못하는 어리석은 짓이다.

'다람쥐 쳇바퀴 돌 듯' 치료를 하면서 안심해서는 안 된다. 상자 안에 갇혀 있는 다람쥐가 도망가겠다는 심산으로 쳇바퀴 위에서 열심히 뛴다 한들 내려와 보면 올라갔던 바로 그 자리다. 혈당을 내리려고 약을 써봐야 다음날 아침이면 다시 원래대로 돌아간다. 일시적으로 혈당을 내려가게 하는 치료는 잔재주에 불과하다.

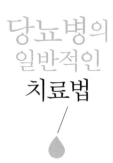

당뇨병의
일반적인
치료법

현대의학에서 표준적으로 사용하고 있는 당뇨병 치료법은 약·운동·식이요법, 이상 세 가지로 요약할 수 있다. 그러나 병원을 꾸준히 다니며 치료하는 사람들 중에 당뇨병이 나았다는 사람을 찾아보기는 힘들다. 왜 그럴까? 바로 현대의학이 당뇨병을 바라보는 시각 때문이다. 현대의학은 치료보다 관리의 시각으로 당뇨병을 바라보고 있다. 당뇨병 약이 대표적인 근거다.

당뇨병 약(혈당강하제)

당뇨병 약이란 혈당을 내려가게 하는 약, 즉 혈당강하제인데 혈당을 내리는 데는 매우 효과적이다. 약을 조금 많이 쓰면 혈당이 너무 내려가서 저혈당이 될 정도로 효과가 좋다. 그러나 약 기운이 떨어지면 다시 혈당이 상승한다. 결국 병을 치료하는 것이 아니라 일시적으로 증상을 완화하는 것이 당뇨병 약의 본질이다. 약을 복용하여 일시적으로 혈당을 내리는 일이 반복될수록 당뇨병은 점점 더 악화된다.

운동

운동을 하면 포도당이 소모되어 혈당이 내려간다는 이유로 당뇨병을 가진 사람들에게 운동을 권한다. 그러나 운동으로 혈당을 내리기는 무척 어렵다. 이유는 다음과 같다.

첫째, 운동으로 소모할 수 있는 포도당의 양은 얼마 되지 않는다. 사람의 몸은 효율이 높은 유기체여서 적은 양의 포도당으로 많은 활동이 가능하다. 그래서 운동을 해도 포도당이 많이 소모되지 않는다. 뿐만 아니라 몸에 중성지방이 많으면 조금이나마 소모된 혈당이 금세 다시 올라간다. 중성지방이 포도당으로 쉽게 바뀌어 소모된 혈당을 다시 채우기 때문이다.

둘째, 운동은 꾸준히 지속하기가 어렵다. 사람에게는 편한 것을 추구하는 습성이 있어서, 몸을 움직여 꾸준히 운동하기가 생각보다 어렵다. 처음 시작할 때는 운동을 꾸준히 하겠다고 마음먹지만, 계획대로 잘 되지 않는 경우가 대부분이다. 게다가 몸이 아프면 운동을 하고 싶어도 할 수 없다. 당뇨병이 있는 사람들은 대개 다른 병을 같이 가지고 있는 경우가 많기 때문에 운동하기가 쉽지 않다.

날씨가 방해를 하기도 한다. 운동은 주로 밖에서 하거나 운동하는 곳을 찾아가서 하게 되는데, 덥거나 춥거나 비가 오거나 눈이 오면 그마저도 어렵다.

셋째, 운동을 하고 나면 배가 고프다. 배가 고프면 음식을 찾는 것이 사람의 본능이다. 참아야 하지만 참기가 어렵다. 결국 참지 못하고 음식을 먹어버리면 내려갔던 혈당이 바로 올라간다.

이와 같은 이유 때문에 운동으로 혈당을 내리기는 무척 어렵다. 운동은 꼭 필요하지만 당뇨병 치료에는 별로 효과가 없다.

식이요법

식사는 당뇨병의 치료를 위해 무척 중요하다. 현대의학 역시 식이요법의 중요성을 강조한다. 그러나 그 수준이 낮은 것이 문제다. 현대의학은 식이요법의 목표를 '혈당을 적당하게 유지하고 병이 악화되지 않게 하는 수준'으로 바라보고 있기 때문에, 그대로 따라 해도 당뇨병이 완치되지 않는다. 무엇보다 심각한 점은 동물성 식품과 가공식품을 모두 허용하고 있다는 점이다.

현대의학의 식이요법은 그 내용이 복잡하다. 환자들이 알기 힘든 것들을 요구한다. 칼로리, 교환 단위, 그램 단위까지 파악하고 있어야 한다고 말하는데, 이는 전문가들도 제대로 알기 어려운 것들이며 상세한 내용을 일일이 알아내려면 무척 어렵고 번거롭다. 게다가 식품은 재배 방식, 요리 방식 등에 따라 같은 무게나 부피라고 해도 칼로리가 다르다. 상황이 이렇다보니 현대의학에서 제시하는 식이요법을 그대로 지키는 환자들이 매우 적다.

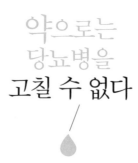

약으로는
당뇨병을
고칠 수 없다

당뇨병 약은 혈당을 내려가게 하는 약이다. 혈당이 높은 데도 불구하고 당뇨병 약을 쓰지 않는 사람은 별로 없다. 당뇨병을 무서워하는 이유는 합병증 때문인데, 높은 혈당이 합병증을 만든다고 생각해서 혈당을 내리려고 애쓴다. 높은 혈당이 합병증을 만든다면 약을 쓰는 것이 당연하다. 그러나 합병증을 만드는 원인이 높은 혈당이 아닌 다른 무언가라면 혈당을 내리려는 노력 자체가 무의미해진다.

당뇨병 약과 합병증

앞서 설명한 대로 당뇨병의 합병증은 동맥 혈관이 좁아져서 생긴다. 동맥에 기름때가 생겨서 혈관이 좁아지면 혈액 공급이 줄어들다가 완전히 막히는데, 이것이 당뇨병 합병증의 핵심이다. 동맥을 좁아지게 하는 것은 당분이 만든 때가 아니라 기름때다. 따라서 합병증을 예방하려면 혈액 중에 기름 성분이 많아지지 않게 해야 한다. 이런 일은 당뇨병 약으로는 불가능하다. 기름이 많은 식품을 먹지 않아야 하고, 먹으면 몸속에서 기름으로 변하는 성분이 많이 포함된 식품을 먹지 않아야 한다. 앞의 것은 동물성 식품이고 뒤의 것은 식물성 가공식품이다.

당뇨병 약이 합병증을 부른다

대부분의 당뇨병 약은 혈액 중의 당을 중성지방으로 바뀌게 한다. 따라서 당뇨병 약을 복용하면 혈당이 내려가는 대신에 중성지방이 올라간다. 그러면 기름때가 끼면서 혈관이 빠르게 좁아진다. 그래서 음식은 줄이지 않고 약을 써서 혈당관리만 잘 하는 사람에게 혈관 합병증이 더 빨리 생긴다. 이 원리를 잘 이해해야 한다. 음식을 적게 먹어서 혈액 중의 당을 내려가게 하면 당이 지방으로 바뀌지 않아서 혈관 합병증도 예방할 수 있다.

합병증 치료는 시기가 중요하다

당뇨병 합병증이 생기지 않도록 미리 주의했다면 좋았겠지만,

만약 그러지 못해서 합병증이 생겼다면 서둘러 치료를 해야 한다. 시기를 놓쳐서 장기가 완전히 망가지고 난 뒤에는 치료를 해도 별 소용이 없다. 치료시기를 놓치면 회복이 불가능하다. 합병증 치료는 약으로는 안 되고 식습관을 비롯한 생활습관을 바꾸어야 한다.

혈당 수치를 내려가게 하는 두 가지 방법

혈당 수치를 내리는 방법은 크게 두 가지다. 당뇨병 약을 쓰는 것과 생활습관을 고치는 것이다. 당뇨병 약을 쓰면 금방 혈당이 내려간다. 약을 먹는 수고 외에는 아무 노력을 하지 않아도 혈당이 쉽게 내려간다. 혈당을 내려가게 하는 또 한 가지 방법은 식습관을 비롯한 생활습관을 고치는 것이다. 오래된 습관을 고치는 일은 결코 쉽지 않다. 뿐만 아니라 혈당이 내려가는 속도도 약을 쓸 때에 비하면 느리다. 이런 이유 때문에 대부분의 사람들이 당뇨병 약을 택하고 습관 개선을 외면한다. 그러나 두 방법이 불러오는 결과는 하늘과 땅만큼 차이가 난다.

당뇨병 약으로는 합병증을 예방할 수 없지만, 생활습관을 개선하면 합병증을 피할 수 있다. 상당수 당뇨병 약은 혈당을 중성지방으로 바뀌게 한다. 따라서 혈당은 내려가지만 중성지방이 많아져서 동맥에 기름때가 생기게 만든다. 이와 달리 식습관을 비롯한 생활습관을 개선하면, 즉 동물성 식품을 먹지 않고 자연식물식을 하면 동맥에 기름때를 만들지 않기 때문에 동맥을 좁아지게 하지도 않는다. 뿐만 아니라 칼로리 섭취량이 줄어들어서 혈당을 내려가게 한다. 혈당관리와 합병증 예방, 두 가지 문제를 동시에 해결할 수 있다. 게다가 습관개선에는 돈도 들지 않는다.

당뇨 치료는 비계와의 싸움이다

당뇨병은 겉으로 봐서는 당이 높은 병이지만 실제 문제, 즉 합병증을 일으키는 성분은 지방이다. 그러므로 지방 수치를 내리려고 애를 써야지 당 수치만 낮추려고 노력해봐야 아무 도움이 되지 않는다. 뿐만 아니라 혈당을 내릴 목적으로 오히려 지방 성분을 증가시킨다면, 그런 치료는 하지 않느니만 못하다. 몸의 비계를 줄이지 않으면 당뇨병 치료는 불가능하다. 몸의 지방을 줄이기 위한 방법은 다음과 같다.

첫째, 몸에 중성지방이 많아지게 하는 음식을 먹지 말아야 한다. 중성지방이 많이 들어 있는 식품을 먹지 말아야 하고, 몸에서 중성지방으로 쉽게 바뀌는 식품도 먹지 말아야 한다.

동물성 식품에는 지방이 매우 많이 들어 있다. 여러 동물성 식품들에는 칼로리 비율로 약 50%의 지방이 들어 있으며, 그 중 대부분을 차지하는 것이 중성지방이다. 50%라는 수치를 이해하기 위해서는 다른 식품과 비교해 보면 된다. 현미에는 지방이 칼로리 비율로

6.3% 들어 있다. 사람은 현미만 먹어도 몸에 필요한 지방을 충분히 공급할 수 있다.

곡식과 과일 등 식물성 식품에는 중성지방이 적게 들어 있지만, 이를 가공해서 먹으면 몸에 중성지방이 많아진다. 따라서 가공한 식물성 식품을 먹으면 당뇨병 합병증이 발생할 가능성이 훨씬 커진다. 가공이란 곡식의 껍질을 벗겨버리거나 가루로 만들거나 액체로 만드는 것이다. 그 이유에 대해서는 〈3장_ 당뇨병 치료를 위한 식이요법〉에서 상세히 설명할 것이다.

둘째, 몸에 중성지방이 많아지게 하는 약을 사용해서는 안 된다. 당뇨병 약은 여러 종류가 있고 각각의 작용이 조금씩 다르다. 그 중 어떤 약은 혈당을 내려가게 하는 동시에 중성지방을 올라가게 한다. 이런 약을 쓰면 혈액 내에 중성지방이 증가하고 그 결과로 당뇨병 합병증이 더 잘 생긴다. 이런 약들 중 대표적인 것이 인슐린이다. 인슐린을 쓰고 있는 환자들이 적지 않은데, 이 점에 유의해야 한다. 인슐린을 쓰지 말라는 뜻이 아니라 중성지방을 높지 않게 유지하는 정도로만 적게 써야 한다는 뜻이다.

셋째, 운동으로는 중성지방을 줄일 수 없다. 현대의학에서 이야기하는 당뇨병의 3대 기본 치료법 중 하나가 운동이다. 운동을 꾸준히 하면 체중이 줄고 혈당이 감소한다. 그러나 운동을 꾸준히 지속하기는 생각보다 쉽지가 않고, 설령 꾸준히 한다고 해도 음식을 가려 먹지 않으면 별로 효과가 없다. 운동을 많이 하더라도 비계는 조금밖에 줄어들지 않기 때문이다. 차라리 운동을 하지 않더라도 음식을 철저하게 가려 먹으면 혈당을 훨씬 효과적으로 내릴 수 있다. 운동만으로 혈당을 내리고 합병증을 예방하기는 매우 어렵다는 사실을 꼭 기억해야 한다.

당뇨병 치료는 혈관관리로부터 시작한다

당뇨병은 혈당이 높은 병으로 시작하지만, 이후 합병증으로 혈관에 이상을 일으켜 몸에 심각한 피해를 끼친다. 따라서 혈당에만 관심을 두고 당뇨병을 치료하면 더 큰 문제를 만나게 된다. 처음부터 혈관을 살피면서 치료해야 합병증으로 고생하는 불행한 사태를 피할 수 있다. 혈관은 눈으로 볼 수 없기 때문에 문제가 생기는 과정을 알 수가 없다. 그러나 볼 수 있는 지혜가 생기면 혈관이 보이기 시작한다. 그게 바로 아는 것이다. 알면 보인다.

혈당이 아니라 혈관을 관리해야 한다

혈당을 잘 관리하는 일이 혈관에는 오히려 해를 끼칠 수 있으므로 매우 조심해야 한다. 보통 혈당이 잘 조절되면 별 문제가 없으리라 생각하고 안심하는 경향이 있다. 그러나 약으로 혈당을 내리고 혈액의 중성지방을 올라가게 하면 오히려 합병증 발생을 앞당기는 결과를 초래할 수 있다.

반면에 혈관을 잘 관리하면 혈당관리는 저절로 된다. 혈관관리란 혈액 중의 중성지방과 콜레스테롤을 낮추는 것인데, 동물성 식품을 먹지 않고 자연 상태의 식물성 식품만 먹으면 혈관관리가 무척 수월하다. 이렇게 하면 체중이 줄어들고 혈액 속 중성지방이 적어져서 혈당이 내려간다. 약으로 혈당만 조절하고 지방을 관리하지 못하면 합병증을 피할 수 없다.

혈관관리는 식이요법으로부터 시작한다

당뇨병은 치료의 대상이 아니라 관리의 대상이라는 생각이 상식처럼 되어 있다. 치료는 근본적인 원인을 해결해서 병으로부터 완전히 벗어나는 것이고, 관리는 병을 그대로 가지고 있으면서 수치를 적당하게 조절하는 것이다.

많은 사람들이 당뇨병을 관리의 대상으로만 생각하고 원인을 찾아 없애려는 노력은 아예 하지 않는다. 당뇨병 약을 써서 일시적으로 혈당을 내려 보지만 약 기운이 떨어지면 원래대로 다시 올라간다. 당뇨병을 바라보는 시각을 바꾸지 않으면 아무리 노력해도 병이 낫지 않는다. 그래서 당뇨병은 낫지 않는 병이라고 단정해 버린다. 못 고치는 책임이 치료자에게 있는 것이 아니라 병에게 있다고 책임을 떠넘겨버린다.

관리는 약을 써서 혈당 수치를 조절하는 것이고, 치료는 생활습관을 고쳐서 병을 낫게 하는 것이다. 그러나 수치를 관리하면서 치료하고 있다고 착각하는 사람들이 너무나 많다.

당뇨병의 두 가지 치료법

혈당 수치를 관리하기는 매우 쉽고 병을 치료하기는 어렵다. 수치 관리의 가장 효과적인 수단은 약이다. 약을 쓰면 혈당이 금방 내려간다. 약을 조금만 많이 써도 혈당이 과도하게 내려갈 정도로 약효가 뛰어나다. 반면에 생활습관을 고쳐서 약을 쓰지 않아도 혈당이 정상으로 유지되도록 만들기는 무척 힘들다. 습관을 고쳐서 병을 치료하는 일은 안 되기 때문에 어려운 게 아니라 사람들이 그렇게 하기 싫어해서 어렵다.

약을 쓰면 혈당을 내리기는 쉽겠지만 병을 고칠 수는 없다. 반면에 생활습관을 고쳐서 혈당을 내려가게 하기는 힘들지만 병을 고칠 수 있다. 대부분의 사람들은 약을 택하고 습관 개선을 외면한다. 당뇨병 치료는 안 되는 게 아니라 안 하는 것이다. 자연 상태의 식물성 식품만 먹고, 잠을 충분히 자고, 적당히 운동하면서 마음을 잘 관리하면 2형 당뇨병은 완치가 가능하다.

약에 의존해서는 병이 낫지 않는다

현대의학은 앞서 제시한 표준적 치료법들 중에서도 당뇨병 약에 크게 의존하고 있다. 약을 안 쓰고 치료하는 일은 불가능하다고 생각하기 때문이다. 기본적으로 약을 써야 하고 거기에 곁들여 다른 보조적인 수단을 활용해야 한다고 생각한다. 이처럼 약에 매달리는 이유는 혈당을 내리는 데 약만큼 효과적인 수단이 없기 때문이다. 더불어 혈당을 내려가게 하면 합병증도 예방할 수 있다는 착각이 약에 매달리게 한다. 약을 잘 써서 혈당 수치를 잘 조절하면 목표를 달성했다고 생각하는 것이다.

이에 비해 식습관 개선에 관해서는 이야기를 하기는 하지만, 약만큼 필수적이라고 강조하지 않는다. 제시하는 내용도 엄격하지 않다. 그래서 전문가들이 하라는 내용대로 식습관을 바꿔도 병이 낫지 않는다. 약을 쓰지 않고 식습관을 고치는 것만으로는 당뇨병을 고칠 수 없다고 생각하기 때문이다.

운동에 대해 지나치게 강조하는 것도 문제다. 많은 의사들이 운동만 열심히 하면 당뇨병이 나을 수 있을 것처럼 말한다. 운동은 건강을 유지하기 위해 꼭 필요하지만, 그렇다고 해서 운동으로 당뇨병을 고칠 수는 없다. 당뇨병을 가진 사람이 운동을 해 보면 이 말이 사실인지 아닌지 쉽게 확인할 수 있다.

혈당 수치를 내리는 데에만 관심이 쏠려 있다

대부분의 당뇨병 환자들은 약으로 혈당 수치를 적당하게 낮춰서 유지하기만 하면 몸에 아무 문제가 없을 거라고 생각한다. 약으로 수치관리를 잘 하는 환자는 의사로부터 칭찬을 받기도 한다. 수치관리만 잘 하면 앞으로 별 문제가 없을 거라는 말도 듣는다.

혈당 수치를 내리는 데 약보다 손쉬운 수단은 없다. 그래서 무조건 약을 쓰고 있다. 오랫동안 당뇨병 약을 써도 병이 낫지 않는데 이상하다는 생각을 하지 않는다. 안 낫는 약을 수십 년 동안 쓰는 사람들도 많다. 오히려 약을 끊어야겠다고 생각하는 사람은 별로 없다. 약을 끊었다고 말하는 사람을 거짓말쟁이로 여기기도 한다. 그만큼 약에 의존하고 있다.

당뇨병 치료목표가 너무 낮다

오늘날 당뇨병을 치료하는 대부분의 의료 관계자들은 환자들에게 아래 항목들을 요구하고 있으며, 이대로 지키는 것을 당뇨병 치료의 목표로 삼고 있다.

첫째, 당뇨병 환자들이 정기적으로 병원을 방문하여 진료를 받게 한다. 이 때 혈액검사를 하고, 혈당 수치에 따라 적절하게 약을 조정하고, 합병증이 생겼는지 검진하여 필요한 조치를 한다.

둘째, 환자들이 가정에서 정해진 시각에 혈당을 측정하게 한다.

셋째, 환자들이 당뇨병 약을 규칙적으로 사용하게 한다.

넷째, 환자들이 혈당 수치를 지시받은 수치로 유지하게 한다.

이상이 병원에서 당뇨병을 치료할 때의 목표다. 약을 쓰지 않고 혈당을 정상으로 만드는 일은 치료 목표에 들어 있지 않다. 그런 일은 불가능하다고 생각하기 때문이다. 현대의학의 당뇨병 치료 목표는 병을 낫게 하는 것이 아니라 병을 몸에 지닌 채 살아가게 하는 것이다.

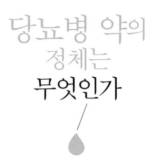

당뇨병 약의 정체는 무엇인가

일반적으로 당뇨병 약이라고 하면 혈당이 높이 올라가지 않도록 하기 위해 처방하는 혈당강하제를 말하며, 투여하는 방식에 따라 두 가지로 나뉜다. 하나는 먹는 당뇨병 약이고 다른 하나는 주사 당뇨병 약이다.

먹는 당뇨병 약은 어떻게 작용하는가

먹어서 혈당을 내려가게 하는 약은 몸에서 작용하는 방식에 따라 몇 가지로 분류할 수 있다.

첫째, 췌장에서 인슐린 분비를 촉진하여 혈당을 내려가게 하는 약이다. 이 약을 오래 쓰면 인슐린 분비세포가 지쳐서 인슐린 분비량이 점점 줄어들게 된다. 그러다보면 점점 2형 당뇨병이 1형 당뇨병으로 바뀌어 인슐린을 투여해야 하는 상태가 된다. 이렇게 작용하는 약은 단기적으로는 혈당을 내려가게 하지만 장기적으로는 인슐린 분비 기능을 고갈시키기 때문에 매우 좋지 않다.

둘째, 먹은 음식물 속에 있는 당분이 혈액으로 흡수되지 않도록 억제하여 혈당을 내려가게 하는 약이다. 이런 약은 췌장을 상하게 하지는 않지만 혈당을 내려가게 하는 약효가 크지 않다.

셋째, 몸에 있는 중성지방이 혈당으로 바뀌는 것을 억제함으로써 혈당이 올라가지 않게 하는 약이다. 이런 약은 체중이 줄어들지 않게 만들기 때문에, 약효가 떨어지고 나면 다시 혈당이 상승한다.

넷째, 딱히 어떻게 작용하여 혈당을 내려가게 하는지 확실히 알려지지 않은 약들이 있다.

약의 이름과 작용을 여기에 일일이 적을 수도 있으나 그렇게 하지 않는 이유가 있다. 어차피 끊어야 하는 약을 굳이 자세히 알 필요가 없기 때문이다. 약은 아무리 정성 들여 써봤자 병을 고치지 못한다는 사실을 분명히 알아야 한다.

주사 당뇨병 약은 어떻게 작용하는가

주사 당뇨병 약은 피부 밑에 주사하여 혈당을 내려가게 하는 약으로, 작용하는 시간에 따라 짧은 시간형, 중간 시간형, 긴 시간형으로 나뉜다. 짧은 시간형 주사는 작용 시간이 6~8시간, 중간 시간형 주사는 12시간, 긴 시간형 주사는 24시간 동안 약효가 지속된다. 그래서 짧은 주사형은 하루 3~4번, 중간 주사형은 하루 2번, 긴 시간형은 하루 1번 주사를 한다.

주사약도 먹는 약과 마찬가지로 여러 가지 부작용을 일으켜서 당뇨병을 서서히 악화시킨다. 결국 혈당강하제는 혈당을 낮추는 것 말고는 몸에 긍정적인 역할을 하지 못한다.

먹는 약을 오래 쓰면 주사약을 써야 하는 상태로 변한다

비만하면서 혈당이 높은 상태의 당뇨병은 음식을 많이 먹은 것이 원인이 되어 발생한다. 이 경우는 인슐린 분비 기능이 정상이므로 약을 쓸 때 인슐린을 쓰지 않고 먹는 당뇨병 약을 쓰는 것이 보통이다.

혈당이 올라가면 인슐린 분비세포는 최선을 다해서 인슐린을 분비한다. 능력이 있는 데도 놀면서 일을 게을리 하는 법은 없다. 췌장뿐만 아니라 인체의 모든 장기는 할 일이 있으면 자기가 지치는 것도 마다하지 않고 열심히 일을 한다. 이것이 몸의 원리다.

먹는 당뇨병 약 중에는 인슐린 분비세포를 재촉하여 인슐린을 더많이 분비하게 하는 것들이 있다. 그러지 않아도 최선을 다해 일을 하고 있는데, 쥐어짜듯 채찍을 가하면 인슐린 분비세포는 훨씬 더 빨리 지치게 된다. 먹는 당뇨병 약을 쓰는 초기에는 혈당이 내려가지만 인슐린 분비세포가 서서히 지쳐서 분비 능력이 떨어지면 같은 양의 약으로는 예전처럼 혈당이 많이 내려가지 않는다. 그렇게 되면 먹는 당뇨병 약의 양을 늘린다. 약의 양을 늘려서 사용하는 초기에는 인슐린 분비세포를 더 자극하여 혈당이 내려가지만, 곧 분비세포가 더 빨리 지쳐서 약효가 떨어진다. 이런 과정이 반복되면 급기야 인슐린 분비기능을 완전히 잃어버리게 된다. 이쯤 되면 먹는 약으로는 혈당을 내릴 수 없어서 인슐린을 주입할 수밖에 없다.

이것이 먹는 당뇨병 약을 오래 쓰면 주사 당뇨병 약을 써야 하는 상태로 바뀌는 눈에 보이지 않는 과정이다. 인슐린을 쓰고 있는 많은 당뇨병 환자들이 처음에는 먹는 당뇨병 약으로 시작한다. 혈당이 높다는 사실을 처음 알았을 때 곧바로 음식을 적게 먹어서 혈당을 내렸다면, 먹는 당뇨병 약을 쓰지 않아도 되었을 테고 인슐린 분비세포도 그대로 보존할 수 있었을 것이다.

음식량을 줄이고 식습관을 바꾸는 대신 약으로 문제를 해결하려다가는 몸이 더 빨리 망가지고 만다. 먹는 당뇨병 약을 쓰고 있는 환자는 자신도 나중에 주사 당뇨병 약을 써야 하는 상태로 바뀔 수 있다는 사실을 잊지 말아야 한다.

당뇨병 약은
언제 쓰고
언제 쓰지 말아야 하는가

비만한 상태에서 당뇨병이 생겼다는 사실을 알게 되었을 때는 가장 먼저 체중부터 줄여야 한다. 음식을 많이 먹어서 생긴 병은 음식을 적게 먹으면 쉽게 낫는다. 혈당을 내리는 약을 쓰는 일보다 몸무게를 줄이는 일을 먼저 해야 한다. 체중을 줄이지 못하면 아무리 약을 써도 낫지 않는다. 체중을 줄이는 일은 쉽지 않지만, 약으로 혈당 수치를 내리는 일은 매우 쉽다. 그러나 약으로는 당뇨병에서 벗어날 수 없다.

야윈 상태에서 혈당이 높을 때는 주사로 된 당뇨병 약을 써야 한다. 이 때 먹는 당뇨병 약을 쓰면 혈당이 잘 내려가지 않을 뿐만 아니라 나중에 주사로 된 약을 더 많이 사용해야 하는 상태로 악화되어버린다.

　당뇨병 약을 써 본 사람이라면, 약을 써도 병이 낫지 않고 조금씩 나빠진다는 사실을 누구나 경험적으로 안다. 약은 쓰면 쓸수록 양이 점점 늘어난다. 처음에는 한 종류만 써도 혈당이 내려가지만, 시간이 지날수록 혈당이 내려가지 않아서 두 가지 약을 쓸 수밖에 없고, 거기서 또 시간이 흐르면 세 가지 약을 써야 혈당이 내려가는 상태로 변한다. 약이 늘어난다는 건, 병이 점점 더 심해진다는 뜻이다. 이렇게 약이 느는 중요한 이유는 다음 두 가지다.

　첫째, 당뇨병 약 중에는 인슐린 분비세포를 자극해서 인슐린 분비량이 많아지게 하는 약이 있다. 인슐린은 혈당을 중성지방으로 바꾸는 역할을 하는데, 인슐린의 작용으로 혈당이 내려가는 대신 중성지방이 많아지게 된다. 이전보다 많아진 중성지방은 혈당을 전보다 더 높이 올라가게 한다. 그러면 당뇨병 약을 더 많이 쓸 수밖에 없는데, 이런 과정이 반복되면서 당뇨병 약이 점점 늘어나게 된다.

　둘째, 대부분의 당뇨병은 음식을 너무 많이 먹어서 생긴 병이다. 혈당이 높아서 겁이 난다면 음식을 적게 먹으면 된다. 그러나 대다수 사람들은 음식을 적게 먹어서 혈당을 내리기보다 당뇨병 약을 써서 혈당을 내리려고만 한다. 약을 써서 혈당이 내려가면 두려움이 없어져서 또 다시 음식을 많이 먹는다. 이런 과정을 반복하면서 점점 체중이 늘고, 체중이 늘어서 혈당이 더 올라가면 당뇨병 약도 더 많이 쓸 수밖에 없다. 혈당을 내려가게 하는 작용이 오히려 약을 더 많이 쓰게 하는 부작용을 만들어내는 셈이다.

당뇨병 약을 써야 하는 경우

저체중이면서 혈당이 높은 경우에는 혈당강하제를 써야 한다. 이 때 쓰는 약은 주사 당뇨병 약, 즉 인슐린이어야 한다. 먹는 당뇨병 약 중에는 인슐린 분비세포를 자극하여 강제로 인슐린을 더 많이 분비하게 하는 약이 있다. 이 약은 인슐린 분비세포를 지치게 만드는데, 그러면 인슐린 분비량이 점점 줄어들게 된다. 결국 외부에서 투여해야 하는 인슐린의 양이 점점 많아지게 된다. 따라서 인슐린을 써야 하는 당뇨병에 먹는 당뇨병 약을 쓰면 안 된다.

약을 써야할 지 말아야할 지 구분하는 방법

혈당이 높을 때, 당뇨병 약을 써야 하는 경우가 있고 쓰면 안 되는 경우가 있다. 둘을 구분하는 방법은 간단하다. 체중이 적당한 수준을 넘는다면 당뇨병 약을 쓰면 안 된다. 이런 형태의 당뇨병을 치료하는 방법은 약을 쓰는 것이 아니라 체중을 줄이는 것이다.

체중이 적당하고 스트레스가 없음에도 불구하고 혈당이 높을 때는 약을 써야 하는데, 이 때 쓰는 약은 주사 당뇨병 약이어야 한다. 체중이 적당하지만 스트레스가 있고 혈당이 높은 경우라면, 먼저 스트레스를 해소한 후에 다시 평가해 보아야 한다. 만약 스트레스가 없어지고 나서 혈당이 정상으로 회복되었다면 당뇨병 약을 쓰지 않아도 된다. 반면에 스트레스가 없음에도 불구하고 혈당이 높은 상태라면 주사 당뇨병 약을 써야 한다. 스트레스는 혈당을 올라가게 하는 중요한 원인이다.

당뇨병 약의 심리적 부작용

당뇨병 약은 혈당을 내려가게 하는 약이다. 사람들은 높았던 혈당이 내려가면 앞으로 큰 문제가 생기지 않을 거라고 생각한다. 어떤 사람들은 약을 먹고 혈당이 내려간다는 사실만으로 당뇨병이 없어졌다고 여기기도 한다.

만약 약을 쓰는데도 혈당이 내려가지 않는다면 불안한 마음이 들 것이다. 그러나 약을 써서 혈당이 내려가니 안심을 하게 되고 병의 심각성을 잊은 채 근본적인 문제를 해결하려고 하지도 않는다. 이것이 당뇨병 약의 심리적인 부작용이다. 약으로 혈당 수치를 내리는 일은 환자에게 거짓 위안을 줄 뿐이다. 문제의 본질을 보지 못하도록 눈만 가리는 일이다.

저혈당은
왜 생기고 어떻게
막을 수 있는가

혈당이 적정 수치 밑으로 내려가서 증상이 생기는 상태를 저혈당이라고 한다. 일반적으로 저혈당이라고 말하는 혈당 수치는 60mg/dL 미만이다. 저혈당의 증상은 심한 배고픔, 손 떨림, 땀, 현기증, 기운 없음 등이다. 몸의 모든 세포는 혈액으로부터 포도당을 받아서 활동하는데, 혈당이 내려가면 세포가 활동하지 못하고, 심하면 세포가 죽게 되어 결국 생명을 잃게 된다.

수치보다 증상의 유무가 더 중요하다

혈당 수치가 60mg/dL 미만인데도 아무런 증상을 느끼지 못하는 사람이 있는가 하면, 90mg/dL인데도 저혈당 증상을 느끼는 사람도 있다. 평소에 혈당이 정상 범위의 낮은 편이었던 사람은 수치로는 낮더라도 저혈당 증상을 느끼지 않는 반면, 평소에 혈당이 꽤 높았던 사람은 수치로는 낮지 않더라도 저혈당 증상을 느낄 수 있다. 사람의 몸은 어떤 상황이 오래 지속되면 거기에 맞추어 적응하기 때문이다. 혈당 수치에 관계없이 증상이 느껴진다면 혈당을 올려야 한다. 저혈당은 수치보다 증상이 더 중요한 판단 기준이다.

저혈당은 당뇨병 약을 쓸 때만 생긴다

저혈당은 먹는 당뇨병 약이나 주사 당뇨병 약을 쓸 때만 생기고 약을 쓰지 않을 때는 생기지 않는다. 혈당이 일정 수치 이하로 내려가면 몸에서 여러 가지 호르몬이 분비되어 혈당을 상승시키기 때문이다. 고혈당으로 인해 생기는 문제보다 저혈당 때문에 발생하는 문제가 훨씬 더 심각하기 때문에, 사람의 몸속에는 저혈당을 방지하는 안전장치가 마련되어 있다. 심지어 약을 쓰지 않는 당뇨병 환자가 단식을 해도 저혈당은 생기지 않는다.

저혈당은 오히려 약으로 혈당 조절을 잘 하고 있는 사람에게 생기기 쉽다. 혈당 수치를 정상 가까이 유지하다가 약이 너무 많거나 음식을 충분히 먹지 않았을 때 저혈당이 생긴다. 반면에 혈당 조절을 잘못하고 있을 때는 저혈당이 잘 생기지 않는다. 혈당 수치가 꽤 높은 상태를 유지하고 있는 경우에는 약을 조금 많이 먹거나 음식을 덜 먹었다고 해서 저혈당 수준까지 내려가지는 않기 때문이다.

저혈당은 혈당을 내려가게 하는 효능이 강한 약을 쓸 때 잘 생기며, 먹는 당뇨병 약보다는 주사 당뇨병 약을 쓸 때 더 잘 생긴다. 주사가 먹는 약보다 훨씬 빨리 몸에 흡수되어 작용하기 때문이다.

저혈당이 생기는 흔한 경우

당뇨병 약을 평소와 비슷한 수준으로 먹고 음식을 평소보다 적게 먹은 경우에 저혈당이 잘 생긴다. 음식을 적게 먹으면 혈당이 많이 올라가지 않기 때문에 약도 적게 써야 하는데, 약을 줄이지 않고 그대로 쓰면 저혈당이 된다.

음식을 평소와 동일한 양으로 먹고 약을 너무 많이 투여했을 때도 저혈당이 생긴다. 당뇨병 약을 먹고 나서 안 먹은 줄 알고 한 번 더 먹었을 때, 인슐린을 투여하는 사람이 실수로 너무 많이 주사했을 때도 저혈당이 생긴다.

저혈당을 예방하는 방법

저혈당은 당뇨병 약을 쓸 때만 생기는 이상이기 때문에 저혈당을 예방하는 근본적인 대책은 당뇨병 약을 쓰지 않는 것이다. 그러나 혈당이 높은 상태에서 곧바로 당뇨병 약을 끊을 수는 없기 때문에, 쓰고 있는 약을 그대로 쓰되 저혈당이 되지 않도록 잘 조절해야 한다.

저혈당이 자주 온다면 당뇨병 약을 줄여야 한다. 어느 정도로 줄여야 할 지는 혈당 수치를 보면서 결정해야 한다. 저혈당은 혈당 수치의 변동이 심할 때 생길 수 있다. 그러므로 혈당의 높낮이 차가 줄어들도록 해야 한다. 식사 직후에 혈당을 빠르게 올리는 음식은 시간이 지나면서 혈당을 급격하게 떨어뜨린다. 그러므로 혈당을 단 시간에 높이 올리는 음식을 먹지 말아야 한다. 그것이 바로 가공식품이다. 설탕, 과일주스, 흰쌀식품(밥, 떡), 흰밀가루식품(국수, 빵), 곡식 발효식품(식혜) 등이 대표적이다.

당뇨병이 있는 사람이 몸에 지녀야 할 것들

혈당이 너무 높거나 낮으면 심각한 이상 증상으로 응급조치가 필요한 경우가 생길 수 있다. 특히 저혈당이 되면 의식이 흐려지고 몸을 움직이기 힘들어서 남에게 도움조차 요청할 수 없는 위험한 상황에 처하기도 한다. 그래서 당뇨병 약을 쓰고 있는 사람은 자신이 당뇨병 환자라는 사실을 남들이 쉽게 알아볼 수 있도록 표를 만들어 목에 걸고 있어야 한다. 먹는 당뇨병 약을 쓰고 있다면 그 표에 약명을 적어 놓으면 더 좋다. 만약 주사 당뇨병 약을 쓰고 있다면 약명과 주사량, 주사 시각 등을 적어 놓는 것이 좋다.

당뇨병 약을 쓰고 있는 사람은 저혈당에 대비한 응급조치로 혈당을 올라가게 하는 달콤한 먹을거리를 몸에 지니고 있어야 한다. 사탕, 초콜릿, 포도당 등이 그것이다. 이 중에서는 포도당이 가장 좋다. 사탕이나 초콜릿은 먹고 나서 혈당이 올라가기까지 약간의 시간이 필요하지만, 포도당은 먹고 나서 바로 혈당이 상승하기 때문에 저혈당 치료에 유리하다. 사탕이나 포도당 정제 5개 정도를 몸에 지니고 있으면 된다. 초콜릿은 몸에 지니고 있으면 쉽게 녹기 때문에 휴대하기가 사탕이나 포도당보다 불편하다.

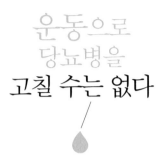

운동으로
당뇨병을
고칠 수는 없다

전문가들은 당뇨병 치료를 위해 반드시 운동을 하라고 말한다. 그러나 실제로 해보면 운동으로 당뇨병을 고치기는 매우 힘들다. 오랫동안 꾸준히 운동을 하는 사람들 중에도 여전히 당뇨병 약을 먹는 사람들이 많은 것을 보면 이를 쉽게 알 수 있다.

운동으로 당뇨병을 고치기 힘든 이유

운동을 하고 나서 곧바로 혈당을 측정해보면 수치가 내려가 있는 것을 발견할 수 있다. 그러나 다음날 아침이 되면 어김없이 다시 혈당이 올라간다. 몸에 있는 지방이 다시 혈당으로 바뀌기 때문이다. 운동을 하고 나서 식사를 하지 않으면 체중이 줄어들어 혈당이 내려가지만, 평소처럼 식사를 하면 내려갔던 혈당이 원래 상태로 돌아간다. 몸의 지방을 줄이지 않았기 때문이다. 체중을 줄이지 않으면 혈당은 내려가지 않는다. 체중을 줄이는 가장 손쉬운 방법은 운동이 아니라 식사량을 줄이는 것이다.

운동으로 체중을 줄이기 힘든 이유는 다음과 같다.

첫째, 사람의 몸은 에너지 효율이 매우 높아서 운동을 많이 해도 소모되는 에너지가 조금밖에 되지 않는다. 즉, 적은 에너지로 많은 운동을 할 수 있기 때문에 운동으로 체중을 줄이기는 매우 어렵다. 물론 운동을 아주 많이 하면 체중이 줄어들겠지만, 그렇게 한다는 건 대단히 고달픈 일이다.

둘째, 운동은 오랫동안 꾸준하게 지속하기 힘들다. 하기 싫을 때도 있고, 날씨가 안 좋아서 못할 때도 있다. 뿐만 아니라 몸이 아파서 할 수 없을 때도 있고, 나이가 많아지면 이런저런 이유로 운동을 하기가 어렵다. 혈당조절은 평생을 해야 하는 것인데, 이런 이유들로 운동을 할 수 없게 되면 그만큼 혈당조절이 어려워진다.

셋째, 운동을 하고 나면 배가 고파진다. 이때 참고 먹지 않으면 체중이 줄어들지만 무언가를 먹어버리면 체중이 줄어들지 않는다. 배고픔을 참아낼 수 있는 사람은 별로 없기 때문에 운동으로 체중을 줄이기가 어렵고 올바른 방법이라고 볼 수도 없다.

넷째, 당뇨병의 합병증은 동맥이 좁아져서 혈관이 막히는 증상, 즉 동맥경화증이다. 이렇게 혈관을 좁아지게 만드는 성분 중 하나가 콜레스테롤이다. 그런데 콜레스테롤은 운동으로 줄어들지 않는다. 콜레스테롤은 간에서 담즙산으로 바뀌어 담즙으로 배설되고 대변을 통해서 몸 밖으로 나간다. 운동을 해도 합병증을 막기 힘들다는 의미다. 당뇨병이 무서운 이유는 합병증이 발생하기 때문인데, 합병증을 막지 못하는 치료 방법이라면 따라할 이유가 없다.

체중을 줄이지 못하면 혈당을 내려서 유지할 수 없다. 그러나 운동으로는 체중을 줄이기가 매우 힘들어서 성공률이 한 자리 수에도 미치지 못한다.

그러나 반드시 운동을 해야 한다

운동으로 당뇨병을 고치기는 매우 힘들다는 이야기를 했다. 그러나 당뇨병이 있다면 반드시 운동을 해야 한다. 혈당을 내려가게 하기 위해서가 아니라 다른 유익이 많기 때문이다.

첫째, 운동은 근력을 키우거나 유지하기 위해 필요하다. 사람은 움직이는 존재, 즉 동물이다. 움직이기 힘들면 많은 문제가 발생한다. 움직이는 것은 근육이 하는 일이기 때문에 근육의 양이 어느 정도 되어야 한다. 근육을 키우기 위해서는 반드시 운동을 해야 한다.

둘째, 운동은 심장과 호흡 근육을 강화한다. 심장은 근육으로 이루어진 장기이며 횡격막과 갈비뼈 사이 근육에 의해서 호흡이 이루어진다. 심장과 호흡 근육이 원활해야 몸에 산소를 충분히 공급할 수 있다. 몸에 공급되는 산소가 모자라면 숨이 차고 혈당이 올라간다.

셋째, 운동은 관절을 유연하게 유지하기 위해 필요하다. 관절은 움직이지 않으면 굳어지는 성질을 갖고 있다. 관절의 유연성이 떨어지면 활동이 제한되고 통증이 생길 수 있다.

넷째, 운동은 뼈의 밀도를 유지하기 위해 필요하다. 체중을 실어서 하는 운동은 뼈를 단단하게 만들어준다. 뼈 밀도가 떨어지면 골다공증이 된다. 골다공증이 심해지면 쉽게 골절이 되는데, 골절로 인해 움직이기 힘들어지면 체중이 늘고 스트레스가 생겨서 혈당이 상승한다.

다섯째, 운동은 균형 감각을 유지하기 위해 필요하다. 균형 감각이 떨어지면 움직이기를 겁내게 되고, 그로 인해 운동량이 감소하면 운동 부족으로 여러 가지 문제가 생긴다. 혹시 넘어지기라도 하면 몸을 다치게 된다.

여섯째, 운동은 스트레스를 해소하는 데 크게 도움이 된다. 스트레스는 혈당을 상승시킨다. 운동을 하고 나면 기분이 좋은데, 무엇보다 스트레스를 해소해주기 때문이다.

일곱째, 운동은 잠을 자는 데에도 도움을 준다. 운동을 하면 건강한 피로감을 느끼게 되고 단잠을 잘 수 있다. 잠을 못 자면 혈당이 상승한다.

여덟째, 운동은 장운동을 원활하게 해주어 소화에 도움을 준다. 장운동이 활발하지 않으면 변비를 비롯한 여러 가지 문제가 잇달아 발생할 수 있다.

아홉째, 운동은 통증을 줄여주는 효과가 있다. 허리통증, 목통증, 무릎통증 등이 있을 때 적당하게 운동하고 나면 통증이 줄어든다. 통증은 혈당을 올리기 때문에 통증을 줄이면 당뇨병에 도움이 된다.

체중을 줄이지 못하면 당뇨병은 낫지 않는다

2형 당뇨병은 비만해서 생기는 병이다. 비만이란 몸에 비계, 즉 지방이 지나치게 많다는 뜻이다. 몸에 축적된 많은 지방은 계속해서 혈당을 올라가게 한다. 따라서 체중을 줄이지 못하면 혈당은 내려가지 않는다. 체중을 줄이지 못하는 식이요법, 체중을 줄이지 못하는 운동, 체중을 줄이지 못하는 당뇨병 약으로는 효과를 기대하기 어렵다. 운동으로 체중을 줄이기는 매우 힘들다. 약으로는 체중을 줄이는 일이 불가능하다. 오로지 올바른 식이요법만이 체중을 줄이는 효과적인 방법이다.

당뇨병은
입체적으로 분석하고
치료해야 한다

속담에 '장님 코끼리 만지듯 한다'는 말이 있다. 코끼리는 크게 특징적인 세 부분, 즉 다리, 몸통, 긴 코가 달린 머리로 나누어볼 수 있다. 이 세 부분은 서로 다른 모양을 하고 있다. 코는 호스처럼 생겼고, 다리는 기둥과 같고, 몸통의 배 부분은 벽처럼 평평하다.

눈이 건강한 사람은 코끼리를 보는 즉시 코는 호스처럼, 다리는 기둥처럼, 배는 벽처럼 생겼다는 것을 알 수 있다. 하지만 앞을 못 보는 사람은 자신이 코끼리의 어느 부분을 만지는지 알지 못하기 때문에, 손으로 만진 부분이 코끼리의 전체라고 생각할 수 있다. 코만 만져본 사람은 코끼리를 구부러진 호스처럼 생긴 동물로, 다리만 만져본 사람은 기둥처럼 생긴 동물로, 배만 만져본 사람은 벽처럼 생긴 동물로 알 수도 있다.

많은 사람들이 당뇨병을 '장님 코끼리 만지듯' 알고 있다. 대부분의 사람들이 혈당에만 관심을 두기 때문에 당뇨병을 혈당의 병이라고 안다. 그러나 몸 전체에 관심을 두는 사람은 당뇨병이 혈당의 병이면서 동시에 지방의 병이라는 사실을 안다.

당뇨병을 혈당의 병이라고만 아는 사람들은 혈당만 내려가게 하면 당뇨병이 해결될 거라고 생각한다. 그러나 혈당과 지방의 병이라고 아는 사람들은 혈당 이상과 지방 이상을 동시에 해결하려고 노력한다. 그래서 혈당을 내려가게 하는 대신에 지방을 증가시켜서 병을 악화시키는 방법은 절대로 사용하지 않는다. 몸에 지방이 많아지면 혈당이 더 올라가기 때문이다.

병을 입체적으로 이해하지 못하고 평면적으로만 알면, 잘 되려고 사용한 방법이 오히려 몸을 해치는 결과를 불러온다. 당뇨병은 혈당이 높은 병이기도 하지만 비계가 많은 비만의 병이다. 혈당도 보고 체중도 동시에 볼 수 있어야 당뇨병을 제대로 치료할 수 있다.

현대의학이 당뇨병을 제대로 치료하지 못하는 이유는 병의 전체 모습을 파악하지 못하고 부분에만 매달리기 때문이다. 대부분의 당뇨병은 혈당의 병이면서 비만, 즉 비계의 병이다. 높은 혈당을 내려가게 해야 하고 체중도 줄여야 한다. 약으로는 이 두 가지를 동시에 해결할 수 없다. 약을 쓰면 혈당은 내려가지만 체중은 오히려 증가한다. 약을 써서 당을 지방으로 바꾸어버리면 몸에 비계가 쌓이고 체중이 증가한다. 당뇨병을 근본적으로 치료하기 위해서는 혈당과 체중을 함께 해결할 수 있는 방법을 찾아야 한다. 둘 중 어느 하나만 보고 치료하면 다른 문제가 생길 수 있다. 따라서 당뇨병을 제대로 해결하기 위해서는 혈당과 체중을 함께 보는 입체적인 접근이 필요하다.

당뇨병을
고치고 싶다면
습관을 바꿔야 한다

앞에서도 이야기했지만, 당뇨병은 무엇을 먹고 어떻게 생활하느냐에 따라 증상의 유무와 정도가 달라지는 병이다. 여기서는 식습관이외에 혈당에 크게 영향을 끼치는 요소들에 대해 살펴보자.

잠을 못 자면 혈당이 올라간다

잠은 모든 사람들에게 중요하지만 당뇨병 환자에게는 특히 더중요하다. 잠을 제대로 못 자면 몸에 스트레스로 작용하여 스트레스 호르몬이 분비된다. 스트레스 호르몬이란 코티솔, 카테콜아민을 비롯한 몇 가지 호르몬인데, 이 호르몬들이 혈당을 상승시킨다. 잠을설친 다음 날 아침에 혈당을 측정해 보면 수치가 높이 올라간 것을 확인할 수 있다.

밤에 잠을 자지 않고 일하는 사람은 당뇨병을 고치는 일이 불가능하다. 당뇨병 환자이면서 밤에 일하는 직업을 가지고 있다면, 다른 일을 찾아보라고 권하고 싶다.

음식은 직접적으로 혈당에 영향을 미치지만 간접적으로도 영향을 미친다. 잠을 잘 자기 위해서는 몸을 불편하게 하는 음식을 금하고 편하게 해주는 음식을 먹어야 한다. 동물성 식품을 먹으면 위와 대장이 자극을 받아서 속이 불편하고, 피부가 가렵고, 자다가 소변을 보는 횟수도 많아진다. 반면에 현미식물식을 하면 속이 편하고, 피부에 자극이 없으며, 오줌이 순해서 방광을 자극하지 않으므로 소변을 보기 위해 잠에서 깨는 횟수가 줄어든다.

음식을 많이 먹으면 숨쉬기가 힘들고 속이 편치 않다. 자다가 대소변을 보게 만들기 때문에 깊은 잠을 자기 어렵다. 밤늦게 음식을 먹으면 속이 불편해서 깊이 잠들지 못한다. 따라서 해가 지기 전에 저녁 식사를 마치는 것이 좋다.

밤 10시 전에는 불을 끄고 잠을 청해야 한다. 자다가 잠이 깨더라도 일어나버리지 말고 가만히 누워서 다시 잠을 청하는 것이 좋다. 잠을 잘 자기 위해 노력을 해도 충분하지 않을 때는 수면제를 써야 한다. 수면제는 쉽게 중독되거나 내성이 생기지 않으므로 지나치게 걱정할 필요는 없다. 잠을 못 자서 몸에 해가 되는 것이 약의 해로움보다 더 크다. 수면제를 쓰더라도 잠을 자야 한다.

스트레스는 영향을 받지 않는 병이 없다고 말해도 무방할 만큼 몸 전체에 영향을 끼치며, 당연히 당뇨병에도 크게 영향을 끼친다. 스트레스에는 기분이 나빠서 생기는 스트레스도 있고 기분이 좋을 때 생기는 스트레스도 있는데, 둘 다 혈당을 올린다. 걱정, 분노, 슬픔 등 마음의 스트레스뿐만 아니라 감염, 염증, 상처, 약물복용, 수술, 임신 등 육체적인 스트레스도 혈당을 상승시킨다.

스트레스는 스트레스 호르몬들을 분비하게 만들고 이 호르몬들이 혈당을 상승시킨다. 스트레스 상황에서는 빠르게 생각하고 행동해야 하는데, 그러기 위해서는 평소보다 많은 혈당이 필요하다. 따라서 몸이 알아서 스트레스 상황에 대처하기 위해 혈당을 올리는 호르몬을 분비한다. 스트레스 때문에 입맛이 떨어지는 경험을 해 본 적이 있을 것이다. 스트레스로 혈당이 상승하면 먹고 싶은 욕구가 없어지기 때문이다. 아이들이 과자를 먹으면 혈당이 올라가서 밥을 안 먹는 이치와 같다.

스트레스로 혈당이 상승하면 혈당을 내리기 위해 인슐린 분비세포가 활동을 시작한다. 만약 스트레스가 장기간 지속되면 인슐린 분비세포 역시 장기간 쉬지 않고 일을 하다가 지쳐버려서 더 이상 인슐린을 분비할 수 없게 된다. 이런 상태가 되면 평생 인슐린을 주사해야 하는 1형 당뇨병이 된다.

스트레스를 받지 않고 살기는 불가능하다. 따라서 스트레스를 받더라도 몸에 영향을 미치지 않게, 영향을 미치더라도 적게 미치도록 처리해야 한다.

그러나 이는 결코 쉬운 일이 아니다. 스트레스는 언제, 어디서, 누구로부터, 어떤 일로 인해 생기게 될 지 예측할 수 없다. 좀 더 잘 관리하고 싶다면, 평소에 스트레스 관리법을 배우고 연습해서 몸에 익숙해지도록 만들어야 한다. 스트레스를 관리하는 방법이 딱 정해져 있지는 않지만 큰 줄기는 있다.

첫째, 긍정적으로 생각해야 한다.

둘째, 욕망을 줄여야 한다.

셋째, 손해 보는 쪽을 택해야 한다. 돈, 시간, 감정에 손해를 보더라도 마음의 평온을 얻는 편이 낫다.

넷째, 용서를 택해야 한다. 보복하지 않으면 마음이 편안해진다.

다섯째, 참아야 한다. 화는 상대방뿐만 아니라 자신도 공격한다.

여섯째, 거절할 일은 거절해야 한다. 감당하기 힘든 약속을 하고 나서 스트레스를 받느니 거절하는 편이 더 낫다.

일곱째, 불가능한 일은 포기해야 한다. 이루기 힘든 것을 단념하면 마음이 편안해진다.

여덟째, 상대할 가치가 없다면 무시해야 한다.

아홉째, 삶을 단순화해야 한다. 음식, 인간관계 등 일상적인 요소들을 단순하게 만들면 삶이 편해진다.

열째, 상대방과 입장을 바꿔 생각해야 한다.

열한째, 정직하게 살아야 한다. 거짓말을 하면 그것을 덮기 위해 또 다른 거짓말을 해야 하기 때문에 신경을 많이 쓰게 된다.

열두째, 빚지지 않아야 한다. 금전뿐만 아니라 마음의 빚도 지지 않아야 한다. 갚을 것은 바로바로 갚아야 마음이 편하다.

열셋째, 운동을 해야 한다. 적당한 운동은 육체와 정신을 편안하게 한다.

열넷째, 조용한 음악을 듣는다. 할 수 있다면 자신이 직접 음악을 연주하면 더 좋다.

열다섯째, 신앙을 갖는다. 감당하기 힘든 일은 자신이 믿고 있는 신에게 사정을 아뢰고 도움을 요청해야 마음이 편하다.

술을 마시면 당뇨병을 못 고친다

술을 마시면 일시적으로 혈당이 내려간다. 이를 근거로 혈당을 내리겠다며 매일 술을 마시는 사람들도 있다. 그러나 술을 마시면서 당뇨병을 고치는 일은 불가능하다. 술은 당뇨병에 좋지 않을 뿐만 아니라 몸에 다른 많은 병을 일으킨다. 술은 발암물질이다. 몸에 발생하는 모든 암을 일으키는 위험인자다. 암을 비롯한 병이 생기면 혈당도 올라간다.

술을 마실 때 곁들여 먹는 안주 역시 혈당을 올라가게 한다. 그 중에서도 동물성 식품은 매우 해롭다. 과일을 안주로 삼으면 조금 낫겠지만, 그 역시 당이 들어 있기 때문에 좋을 게 없다.

술은 탈수를 일으킨다. 이 때문에 밤에 잠을 자다가 갈증이 생겨서 잠이 깨기도 하고, 오줌이 마려워서 잠을 설치게도 만든다. 깊이 잠을 자지 못하면 혈당이 올라간다. 술은 주로 밤에 마시는 경우가 많은데, 밤늦게까지 술을 마시면 잠 잘 시간이 충분하지 않은 것도 문제다. 술을 마시고 잠이 들면 코를 골게 된다. 코를 골아서 잠을 깊이 못 자면 이 역시 혈당을 올라가게 한다.

이처럼 술은 당뇨병을 비롯한 만병의 근원이며, 몸에 대단히 나쁜 영향을 끼친다. 당뇨병을 고치고 싶다면 술을 끊어야 한다.

커피는 당뇨병 치료를 방해한다

커피에 들어 있는 폴리페놀 성분이 당뇨병 치료에 좋다는 주장이 있다. 폴리페놀 성분이 세포의 노화를 억제하고 인슐린 분비세포의 기능을 보존해 주기 때문이라는 논리다. 그러나 실제로는 이익보다 손실이 훨씬 더 크다. 커피는 당뇨병 치료에 도움을 주기보다 오히려 방해가 된다.

커피는 몸을 자극한다. 정신을 각성시켜서 잠을 못 자게 하고 심장을 자극하여 가슴을 두근거리게 해서 혈압을 올라가게 한다. 위와 대장을 자극하여 속을 불편하게 하고, 콩팥에 작용하여 오줌을 많이 만들고, 방광을 자극해서 소변을 자주 보게 만든다.

커피가 좋지 않은 것이 첨가물이나 설탕 때문이라고 알고 있는 사람들은 원두커피를 마시면 괜찮다는 논리를 펴기도 한다. 첨가물과 설탕이 좋지 않은 것은 물론이고, 커피 그 자체도 이와 같은 작용을 하여 혈당을 올라가게 만든다. 따라서 당뇨병 환자는 커피를 마시지 말아야 한다.

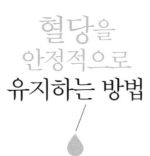

혈당을
안정적으로
유지하는 방법

혈당 수치가 크게 오르내리면 몸이 상하게 된다. 혈당이 높이 올라갔을 때는 인슐린 분비세포가 힘들게 일을 해야 하고, 이런 상황이 반복되면 분비세포가 지쳐서 더 이상 기능을 하지 못하여 1형 당뇨병이 된다. 반면에 혈당이 너무 내려가면 저혈당으로 인해 생명이 위험해질 수 있다. 따라서 혈당을 안정적으로 유지하는 일은 당뇨병 치료에 있어서 대단히 중요하다. 혈당은 습관의 영향을 받으므로 혈당을 안정적으로 유지하려면 습관이 안정되어야 한다.

혈당 수치를 일정하게 유지하는 습관

당뇨병 약을 쓰는 사람은 약을 쓰지 않는 사람보다 고혈당과 저혈당으로 인한 위험이 더 크다. 약의 양을 잘 조절하지 못하면 혈당이 급격히 오르기도 하고 과도하게 내려가기도 하기 때문이다. 당뇨병 환자가 혈당을 안정적으로 유지하기 위해서는 적어도 다음 세 가지에 관심을 가져야 한다.

첫째, 음식이 같아야 한다. 음식은 혈당 수치에 가장 크게 영향을 미친다. 음식의 종류, 먹는 양, 먹는 속도, 먹는 시각 등이 일정해야 혈당을 안정적으로 유지할 수 있다. 현미·채소·과일을 정해진 시각에 적당한 양으로 오래 씹어서 먹으면 혈당 수치를 늘 비슷하게 유지할 수 있다.

둘째, 운동이 같아야 한다. 운동을 하면 혈당이 사용되기 때문에 체내 혈당이 내려가는데, 힘든 운동을 오래하면 혈당 소모량이 많아서 혈당이 많이 내려간다. 따라서 운동의 강도, 운동하는 시간, 운동을 시작하고 끝내는 시각을 늘 비슷하게 해야 혈당을 안정적으로 유지할 수 있다. 사람이 기계처럼 강도와 시간을 정확히 맞춰서 운동할 수는 없겠지만, 너무 변동이 크면 그만큼 혈당을 안정적으로 관리하기 힘들다. 늘 같은 종류의 운동을 해야 한다는 말이 아니라 운동량이 비슷해야 한다는 뜻이다.

셋째, 잠이 같아야 한다. 잠은 혈당 수치에 크게 영향을 끼친다. 잠을 충분히 못 잔 다음날 아침에 혈당을 측정해보면 어김없이 올라가 있는 것을 확인할 수 있다. 늘 같은 시각에 잠자리에 들고 비슷한 시각에 일어나야 혈당을 일정하게 유지할 수 있다.

살아가다 보면 혈당이 올라갈 때도 있고 내려갈 때도 있다. 혈당이 올라갔을 때는 왜 혈당이 오르게 되었는지를 반드시 확인해야 한다. 원인을 알아야 문제를 해결할 수 있고, 같은 실수를 반복하지 않을 수 있기 때문이다. 혈당이 상승하는 이유를 알아보는 일은 그리 어렵지 않다. 어떤 경우에 혈당이 올라가는지 이미 밝혀져 있기 때문이다.

첫째, 동물성 식품을 먹었는지 확인한다. 동물성 식품에는 당이 들어 있지 않아서 혈당에 영향을 미치지 않는다고 알고 있는 사람들이 매우 많다. 그래서 혈당을 조절한다는 이유로 탄수화물이 많이 들어 있는 식품(밥)의 섭취는 줄이고 동물성 식품은 즐겨 먹는다. 그러나 생각과 달리 동물성 식품을 먹으면 혈당이 상승한다. 실제로 해 보면 그렇다. 동물성 식품에 많이 들어 있는 단백질과 지방이 몸에서 당으로 바뀌기 때문이다. 특히 지방은 적은 부피에 많은 칼로리를 갖고 있기 때문에 눈으로 보기에는 많은 양이 아니더라도 실제로는 많이 먹은 결과가 나타난다.

둘째, 가공한 식물성 식품을 먹었는지 확인한다. 가공한 식물성 식품은 섬유질이 줄어들었거나 가루로 만들었거나 액체화했거나 발효시킨 것들이 많다. 이런 상태가 되면 분해가 빨라서 혈당이 급격히 상승한다. 게다가 음식이 부드럽기 때문에 많이 먹게 된다.

셋째, 잠을 충분히 잤는지 확인한다. 잠을 제대로 못 자면 혈당이 어김없이 올라가고, 충분히 잠을 자면 혈당이 틀림없이 내려간다. 잠을 어떻게 잤느냐에 따라서 혈당은 예민하게 반응한다.

넷째, 몸에 병이 생겼는지 확인한다. 감기를 비롯한 감염 질환이 있거나, 이전에 없던 다른 질병이 몸에 생겼거나, 다쳐서 통증이 발생하면 혈당이 올라간다.

다섯째, 신경 쓸 일이 생겼는지 확인한다. 걱정이나 슬픔, 분노, 긴장과 같은 마음의 스트레스가 생겨도 혈당이 올라간다. 혈당이 올라갔을 때 자신에게 이런 감정들이 있는지 확인해야 한다.

여섯째, 술을 마셨는지 확인한다. 술을 마시고 나서 얼마 동안은 혈당이 내려간다. 그러나 시간이 지나면 혈당이 올라간다. 알코올에도 칼로리가 있지만, 곁들여 먹은 안주 때문에 혈당이 더 많이 올라갈 수 있다. 술은 잠을 설치게 하는 등 여러 가지 원인으로 작용하여 혈당을 올라가게 한다.

일곱째, 담배를 피웠는지 확인한다. 흡연에는 각성 효과가 있어서, 담배를 피우면 잠을 방해한다. 흡연으로 인한 기침은 폐와 기관지를 비롯한 몸 여러 곳을 자극하며, 방광도 자극이 되어 자주 소변을 보게 한다. 이런 자극들이 혈당을 올라가게 한다.

여덟째, 커피를 마셨는지 확인한다. 커피는 그 안에 들어 있는 카페인의 각성효과 때문에 깊은 잠을 방해한다. 속을 불편하게 하고, 가슴을 두근거리게 하며, 탈수작용 때문에 자다가 소변을 보게 하는 등 몸을 자극하고 잠을 방해하여 혈당을 올린다.

아홉째, 건강 기능 식품을 먹었는지 확인한다. 건강 기능 식품 중에는 당이 섞여 있는 것들이 많다.

열째, 당뇨병 약의 투여를 잊지 않았는지 확인한다. 주사나 먹는 당뇨병 약을 사용하고 있는 사람이라면, 투약을 빼먹지 않았는지 확인해보아야 한다.

열한째, 혈당을 올리는 약을 썼는지 확인한다. 치료약 중에는 혈당을 올라가게 하는 약이 있다. 대표적인 것이 부신피질 호르몬(스테로이드)이다. 이 약은 여러 질병에 두루 쓰인다.

열두째, 기분을 확인한다. 혈당은 기분에 따라서도 달라질 수 있다. 기분이 너무 좋아도 올라가고 안 좋아도 올라갈 수 있다. 평소보다 혈당이 올라갔는데 이유를 알기 어렵다면, 혹시 기분이 영향을 끼친 것은 아닌지 생각해보아야 한다.

당뇨병 가족력이 있으면 발병 가능성이 높다

당뇨병의 원인은 대부분 나쁜 식습관을 비롯한 해로운 생활습관 때문에 발생한다. 먹는 습관은 어릴 때부터 가정에서 몸에 배기 마련이다. 특히 가족 구성원들은 모두 같은 음식을 먹는다. 먹는 음식이 같으니 생기는 병도 같을 수밖에 없다. 먹는 것이 자신의 몸이 되기 때문이다.

유전은 자신의 책임이 아니지만 습관은 자신의 책임이다. 자신이 책임져야 할 것을 외면하고 싶은 심리는 누구에게나 있다. 그래서 자신이 책임져야 할 습관성 당뇨병을 조상 때문에 생긴 유전성 당뇨병이라고 책임을 떠넘겨 버린다. 대부분의 당뇨병은 유전이 아닌 가족 구성원들의 습관성 질병이라는 점을 깨달아야 한다.

당뇨병은 유전이 되는가

한 가정 내에서 여러 사람이 당뇨병을 가진 경우가 있다. 부모의 병을 자녀도 같이 가지고 있는 모습이 마치 유전처럼 보이기 때문에 당뇨병을 유전병으로 알고 있는 사람들도 많다. 그러나 대부분의 당뇨병은 나쁜 생활습관 때문에 생기는 병이지 유전적으로 갖고 태어나는 병이 아니다. 한 가정의 식생활습관이 같기 때문에 발생하는 가족병이다. 따라서 당뇨병에 걸린 사람이 치료를 하려면 가족 전체의 식습관을 개선해야 한다. 가족이 다 같이 협조하지 않으면 치료는 힘들다. 오랫동안 먹어온 음식을 다른 사람들은 먹는데 자신만 참아야 하니 실패하기 쉬운 것이다.

치료를 위해서는 가족의 협조가 필수적이다

당뇨병을 고치기 위해서는 같이 밥을 먹는 사람들의 협조가 필요하다. 당뇨병은 대부분 식습관의 병이기 때문이다. 해로운 음식을 먹어 버리면 그 동안에 들인 노력이 물거품처럼 사라진다. 그러므로 당뇨병 환자의 가족들은 각자 자신에게 당뇨병이 있는 것처럼 음식을 가려 먹어야 한다. 가족 중 한 사람이 당뇨병에 걸렸다면, 같은 음식을 먹는 다른 가족들도 당뇨병이 생길 가능성이 크다. 병이 없다 해도 좋지 않은 식습관을 좋은 식습관으로 바꾸어서 손해 볼게 뭐가 있겠는가? 자연식물식은 자신에게 찾아올 수 있는 병을 미리 예방해주는 좋은 식사다. 하기 싫더라도 나 자신을 위하고 가족을 위해서 꼭 해야 한다.

비만한 당뇨병은 완치가 가능하다

음식을 많이 먹으면 비만해지고 혈당이 올라간다. 이 때 음식을 줄이면 체중이 줄고 혈당이 내려간다. 음식을 적당하게 먹으면서 살면 당뇨병은 완치된다. 당연한 말이지만, 이 상태에서 음식을 많이 먹으면 혈당이 다시 올라간다. 즉, 당뇨병이 재발한다. 당뇨병은 한 번 생기면 완치가 불가능하다는 말들을 하는데, 그 이유는 음식을 계속해서 많이 먹기 때문이다.

원인이 없어지면 결과도 사라진다. 식습관을 고치면 비만한 당뇨병은 완치된다. 그러나 때를 놓쳐서 인슐린 분비에 문제가 생기면, 1형 당뇨병으로 바뀌어 완치가 불가능해진다. 2형 당뇨병은 치료할 수 있을 때 치료하면 대부분 완치된다. 완치란 약을 쓰지 않고도 혈당 수치가 정상인 상태를 말한다.

약이 아니라 배움이 필요하다

당뇨병은 생활습관의 병이다. 약으로 치료하려고 애를 쓰지만 결국 실패한다. 습관을 고치지 않으면 당뇨병은 낫지 않는다. 습관은 행동이 반복되어 형성된 것이며, 행동은 생각으로부터 나온다. 따라서 생각을 바꾸면 습관이 바뀐다. 생각을 바꾸는 것은 배움을 통해서만 가능하다. 당뇨병 치료는 자신의 생각을 바꾸는 배움으로부터 시작되어야 한다.

어떤 습관이 당뇨병을 만들었는지, 앞으로 어떤 문제를 낳을 수 있는지, 무엇을 해야 나을 수 있는지 배워야 한다. 그렇게 해서 건강한 생활습관이 몸에 배도록 해야 한다.

3장
당뇨병 치료를 위한 식이요법

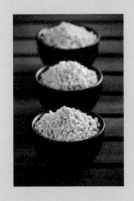

당뇨병을 치료하기 위해서는 여러 가지 방법을 동원해야 한다. 약, 운동, 음식, 스트레스 등 모든 것이 중요하지만 그 중에서도 음식이 가장 중요하다. 많은 사람들이 이 사실을 알지 못하고 덜 중요한 것에 매달리다가 결국 실패로 끝난다. 무슨 음식을 어떻게 먹어야 당뇨병으로부터 벗어날 수 있는지 알아보자.

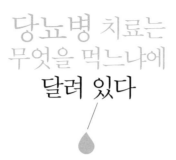

당뇨병 치료는
무엇을 먹느냐에
달려 있다

2형 당뇨병은 체중을 줄여야만 치료에 성공할 수 있다. 치료에 성공한다는 말은 약을 쓰지 않고 혈당 수치를 내려서 유지한다는 뜻이다. 운동을 하거나 당뇨병 약을 쓰면 일시적으로 혈당을 내릴 수 있다. 그러나 몇 시간만 지나면 다시 올라간다. 약이나 운동에만 매달리면 지속적으로 혈당 수치를 내릴 수 없다. 이런 치료는 치료가 아니다.

반면에 식습관을 바꾸면 혈당이 내려가고 그대로 유지된다. 음식을 바꿔서 체중을 줄이는 일은 생각보다 힘들지 않다. 음식의 종류를 바꾸고 먹는 방법을 달리하면 적게 먹고도 견딜 만하다. 그렇게 하면 체중은 매우 빠르게 줄어들고 혈당은 내려간다. 당뇨병 치료는 혈당을 적당한 수치에서 안정적으로 유지시키는 것이 핵심이다. 혈당을 낮은 수준으로 안정시키는 데 가장 중요한 역할을 하는 것이 음식이다. 지금부터 당뇨병의 치료를 위해 음식이 갖추어야 할 조건을 하나씩 알아보자.

혈당을 급격히 올리지 않는 식품이어야 한다

혈당이 급격하게 올라가면 당을 내리기 위해 몸에서 인슐린 분비량이 많아진다. 2형 당뇨병의 경우, 인슐린 분비량이 많아지면 높았던 혈당이 내려가기는 하지만 당이 중성지방으로 바뀌어 몸에 쌓여서 체중이 늘고 병이 더 악화된다. 뿐만 아니라 많이 올라갔던 혈당이 갑자기 내려가면서 허기가 생기고, 또 다시 음식을 찾게 되는 악순환이 거듭된다.

1형 당뇨병이 있는 사람이 혈당을 급격히 올라가게 만드는 음식을 먹으면 가뜩이나 문제가 있는 인슐린 분비세포가 더더욱 지치게 된다. 그러다가 심해지면 몸에서 인슐린을 더 이상 분비하지 못하게 되면서 상태가 악화된다.

혈당을 천천히 상승하게 하는 대표적인 식품은 섬유질이 많이 들어 있는 식품이다. 섬유질은 소장에서 식품 속에 들어 있는 당분을 붙잡고 있다가 서서히 놓아준다. 그러면 당 흡수가 분산되어 혈당이 천천히 올라간다.

섬유질이 들어 있는 식품이 바로 식물성 식품이고, 섬유질이 많이 들어 있는 식품이 바로 가공하지 않은 자연 상태의 식물성 식품이다. 곡식 중에는 도정하지 않은 현미, 통밀이 여기에 해당한다. 반면에 도정한 곡식, 즉 흰쌀과 흰밀가루는 섬유질이 상당 부분 제거되어서 혈당을 빨리 올라가게 한다.

체중을 증가시키지 않는 식품이어야 한다

체중이 늘면 당뇨병이 생기기 쉽고, 당뇨병이 있는 상태에서 체중을 증가시키는 식품을 먹으면 병이 악화된다. 칼로리가 농축되어 있는 성분인 중성지방은 부피에 비해 칼로리가 높다. 따라서 지방 성분이 많이 들어 있는 식품은 체중을 증가시킨다. 여기에 속하는 것이 동물성 식품이다.

동물성 식품의 성분 중에서 칼로리 비율로 절반 정도가 중성지방이다. 식물성 식품 중에서도 가공하여 섬유질을 줄여버린 식품은 부드러워서 많이 먹게 되므로 체중이 증가한다. 흰쌀, 흰밀가루가 바로 그것이다.

합병증을 만들지 않는 식품이어야 한다

당뇨병이 무서운 이유는 치명적인 합병증이 생기기 때문이다. 당뇨병의 합병증은 동맥에 기름때가 형성되어 점점 좁아지다가 막히면서 발생한다.

기름 성분은 콜레스테롤과 중성지방이다. 콜레스테롤이 들어 있는 식품은 먹지 말아야 하고, 중성지방이 적게 들어 있는 식품을 먹어야 한다. 그런 식품이 바로 가공하지 않은 식물성 식품, 즉 현미·채소·과일이다. 반대로 동물성 식품에는 콜레스테롤이 들어 있고, 중성지방이 많이 들어 있다. 동물성 식품을 먹으면 당뇨병 합병증의 발생이 촉진된다.

익힌 식품은 당뇨병 치료에 불리하다

불에 익힌 식품은 혈당관리에 불리하게 작용한다. 이유는 다음과 같다.

첫째, 불에 익히면 음식 성분의 분해가 빨라진다. 분해가 빠르면 짧은 시간에 많은 양의 당이 흡수되어 혈당이 급격히 상승한다. 일상생활에서 경험할 수 있는 예를 들면 이해가 쉬울 것이다. 고구마를 날 것으로 먹으면 약간 단맛이 나는 정도지만, 삶거나 구워서 먹으면 날 것으로 먹을 때보다 훨씬 더 달다. 단맛이 강해진다는 말은 녹말이 분해되어 당이 되었다는 뜻이다. 녹말은 단맛이 나지 않고 당은 단맛이 나며, 녹말은 천천히 혈당을 올리고 당은 빨리 혈당을 올라가게 한다.

둘째, 불에 익히면 식품이 부드러워지기 때문에 짧은 시간에 많은 양을 먹게 된다. 많이 먹으면 그만큼 중성지방이 많아지고 체중이 증가하여 혈당이 상승한다.

동물성 식품은 당뇨병에 매우 해롭다

동물성 식품은 여러 가지 면에서 당뇨병이 있는 사람에게 크게 해를 끼친다. 이유는 다음과 같다.

첫째, 동물성 식품에는 중성지방이 매우 많이 들어 있어서 먹으면 몸에 중성지방이 많아진다. 중성지방은 몸에 적당하게 있어야 하지만 너무 많으면 체중을 증가시켜서 혈당을 상승시키고 동맥경화증을 만들어 당뇨병 합병증 발생을 촉진한다.

둘째, 동물성 식품에는 콜레스테롤이 들어 있어서 이를 먹으면 혈액 중에 콜레스테롤이 상승하고 동맥경화증 발생을 촉진한다. 동맥경화증이 바로 당뇨병 합병증의 핵심이다.

첫 단추를 잘못 끼우면 모든 것이 어긋난다

동물성 식품을 먹으면서 당뇨병을 치료하기는 불가능하다. 혈당을 상승시키고 합병증 발생 가능성을 높이기 때문이다. 그런데 우리 사회에는 병이 있건 없건 무조건 동물성 식품을 먹어야 한다는 이야기가 불문율처럼 통하고 있다. 그러나 실제로 동물성 식품을 먹어보면 건강하던 사람이 병들고 이미 병든 사람은 악화된다.

당뇨병이 있는 사람도 당연히 동물성 식품을 먹어야 한다고 알고 있는 경우가 많은데, 실제로 그렇게 했을 때 서서히 병이 악화된다. 그런 모습을 보면서도 깨닫지를 못한다. 첫 단추를 잘못 꿰면 그 다음 단추를 맞출 수 없듯이, 동물성 식품을 먹고서는 당뇨병을 치료할 수 없다.

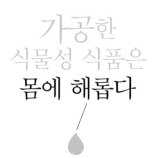

가공한
식물성 식품은
몸에 해롭다

동물성 식품이 당뇨병에 해롭다면 모든 식물성 식품은 괜찮을까? 식물성 식품이면서도 당뇨병을 악화시키는 것들이 있다. 바로 가공한 식물성 식품이다. 가공이란 사람의 힘을 보태는 것을 말한다. 자연 상태의 식물성 식품에 손을 대서 모양이나 내용을 변경시킨 것이 가공한 식물성 식품이다. 식물성 식품의 가공에 대해 좀 더 자세히 살펴보자.

곡식의 먹을 수 있는 껍질을 제거하는 것이 가공이다

쌀, 보리, 밀, 옥수수, 조, 율무 등 모든 곡식에는 껍질이 있다. 곡식의 껍질에는 섬유질이 많이 들어 있는데, 질기고 거칠고 맛이 없지만 사람 몸에는 꼭 필요한 성분이다. 이 껍질을 가공해서 벗겨버리면 부드러워서 먹기에 편하고 맛도 있지만 몸에 좋은 섬유질을 이용할 수 없다.

섬유질은 식품 속에 들어 있는 당을 붙잡고 있다가 서서히 놓아주는데, 이 덕분에 식후에 당이 분산되어 흡수되기 때문에 혈당이 서서히 상승한다. 그만큼 혈당관리에 유리하다. 껍질을 벗겨버린 백미밥을 먹을 때는 식후에 혈당이 빠르게 그리고 높이 올라가지만, 껍질이 붙어 있는 현미밥을 먹으면 식후에 혈당이 서서히 올라가고 높이 올라가지 않는다. 마찬가지로 흰밀보다는 통밀이 좋고 껍질을 깎아버린 보리보다는 통보리가 훨씬 낫다.

곡식의 껍질을 벗겨버리면 안 되는 또 다른 이유는 음식이 부드러워서 많이 먹게 되기 때문이다. 그러면 체중이 늘고 이로 인해서 혈당이 상승한다.

곡식을 가루로 만드는 것이 가공이다

곡식은 단단해서 씹기가 힘들고 오래 씹어야 삼킬 수 있다. 그러나 곡식을 분쇄해서 가루로 만들어버리면 오래 씹지 않고도 쉽게 삼킬 수 있어서 많이 먹게 된다. 그러면 체중이 증가하고 혈당이 상승한다.

가루음식이 해로운 또 다른 이유는 먹은 후 소화 효소와 접촉면이 커지기 때문이다. 곡식 알갱이는 많이 씹어도 여전히 작은 알갱이 상태로 남아서 소화 효소가 알갱이의 겉 부분부터 분해하지만 보드라운 가루가 되면 소화 효소가 접촉하는 면이 크게 확대되어 분해가 빨라지고 금방 혈당이 올라간다.

식품을 액체로 만드는 것이 가공이다

곡식이나 과일은 씹지 않으면 삼킬 수 없지만 즙을 내거나 갈아서 액체로 만들면 먹기가 쉽다. 그러면 먹는 데 시간이 얼마 걸리지 않고, 많이 먹고 자주 먹을 수 있게 된다. 액체로 만들면서 설탕을 비롯한 단맛을 내는 첨가제까지 넣으면 더 좋지 않다. 곡식이나 과일을 액체로 만드는 과정에서 섬유질이 크게 줄어들고, 그 결과로 먹은 후에 혈당이 급격히 상승한다. 식혜, 주스 등이 대표적인 액체 식품이다.

식품을 발효시키는 것도 가공이다

대표적인 발효식품이 빵이다. 발효란 세균, 효모, 곰팡이 등의 미생물에 의해 식품이 분해되는 것을 말한다. 분해된 식품을 먹으면 먹은 후에 혈당이 급격히 올라간다. 곡식 알갱이 그대로는 발효가 되지 않는다. 발효시키기 위해서는 가루로 만들어야 하는데, 가루음식은 빠르게 흡수되어 곧바로 혈당을 올라가게 한다. 가루음식은 부드러워서 많이 먹게 되는데, 이 또한 혈당을 상승시킨다.

불로 익히는 것도 가공이다

식품을 불로 익히면 식감이 부드러워지고 몸속에서 분해가 빨라진다. 불로 익힌 음식을 먹으면 혈당이 빨리 올라가고, 자연 상태 그대로 먹을 때보다 많이 먹게 되어 혈당이 높이 상승한다.

보리쌀로는 당뇨병을 못 고친다

당뇨병 치료에 보리밥이 좋다는 이야기가 상식처럼 알려져 있다. 그러나 보리밥을 열심히 먹어도 당뇨병은 낫지 않는다. 당뇨병을 치료하려면 많이 먹지 않아도 배가 부르고 먹은 후에는 혈당을 천천히 올라가게 하는 음식을 먹어야 한다. 그렇게 해주는 성분이 섬유질이다.

보리쌀에는 섬유질이 백미와 비슷한 정도로 적게 들어 있는 반면, 현미에는 섬유질이 많이 들어 있다. 백미를 먹고서는 당뇨병을 못 고치듯이 보리쌀을 먹고서도 당뇨병을 고칠 수 없다. 섬유질은 보리쌀 100그램에 0.5그램, 백미 100그램에 0.4그램이 들어 있고, 현미 100그램에는 1.7그램이 들어 있다. 현미에는 보리쌀에 비해서 3.4

배의 섬유질이 들어 있다.

그렇다면 어떤 이유로 보리쌀에 섬유질이 많다는 소문이 나게 되었을까? 통보리에는 2.9그램의 섬유질이 들어 있는데 백미에 비하면 7배가 넘는다. 아마도 이를 보고 그런 소문을 낸 게 아닌가 싶다. 게다가 도정한 보리쌀이 백미보다 거칠기 때문에 거친 보리쌀에 섬유질이 더 많이 들어 있으리라고 짐작해서 그렇게 알려진 것 같다. 그러나 도정한 보리쌀에는 섬유질이 많지 않고, 통보리는 너무 거칠어서 사람이 먹었다가는 입에 상처가 생겨서 피가 날 수 있다. 통보리는 사람이 아니라 짐승의 음식이다.

가루식품은 해롭다

가루식품에 대해서 조금 더 살펴보고자 한다. 가루식품이 그만큼 당뇨병 치료에 중요한 영향을 미치기 때문이다. 사람들은 대체로 딱딱한 음식보다는 부드러운 음식을 좋아하는 성향을 가지고 있다. 과거에 식품 가공 기술이 없던 시절에도 곡식을 빻아 가루로 만들어 먹었다. 민족과 나라를 불문하고 비슷한 모습을 보인다. 돌절구를 사용하다가 쇠절구로 바뀌었고, 동력을 이용할 수 있게 되면서 좀 더 편하게 가루를 만들 수 있게 되었다. 요즘은 공장이 아닌 가정에서도 쉽게 가루를 낼 수 있게 되었다.

원래 가루음식은 씹지 못하는 아기나 치아가 빠져버린 노인, 기력이 없어서 밥을 먹기 힘든 병자에게 적합한 식품이다. 그러나 요즘은 젊고 건강해도 가루음식을 즐겨 먹는다. 알갱이로 먹어도 될 것을 가루로 만들어 먹으면서 여러 가지 병이 생겼고, 그 중에서도 당뇨병이 급격하게 증가하였다.

가루음식은 먹기가 쉬워서 빨리 먹게 되고 많이 먹게 된다. 게다가 흡수가 빠르기 때문에 혈당을 빨리 올라가게 만들어 당뇨병을 유발한다. 가루음식에는 다른 성분을 첨가하기가 쉽고, 다양한 모양으로 만들기도 쉬워서 가공 기술도 빠르게 발전(?)하고 있다. 쌀가루, 밀가루, 옥수숫가루, 보릿가루, 메밀가루, 콩가루 등 사람들이 즐겨 먹는 식품 중에 가루음식이 많으니, 당뇨병 환자는 각별히 신경써서 이를 가려 먹어야 한다.

먹지 말아야 할
대표적인
식물성 가공식품들

당뇨병에 해로운 식물성 가공식품들이 많지만 그 중에서도 빵, 떡, 음료수 등 사람들이 즐겨 먹는 것들 몇 가지를 좀 더 자세히 알아보고자 한다. 이런 식품들을 멀리하지 못해서 당뇨병을 못 고치는 사람들이 매우 많기 때문이다.

빵은 당뇨병에 해롭다

빵에는 재료에 따라서 밀빵, 쌀빵, 보리빵, 옥수수빵, 호밀빵 등이 있으며, 몇 가지 재료들을 혼합해서 만들기도 한다. 빵을 만들기 위해서는 먼저 곡식의 껍질을 벗기고 가루로 만들어야 한다. 그런 다음, 가루에 물을 넣고 반죽을 해서 발효시킨 뒤에 찌거나 구워서 완성한다.

빵은 곡식의 껍질 성분을 없앤 가루음식이자 발효음식이며 가열 식품이기 때문에 당뇨병에 매우 해롭다. 곡식을 알갱이 상태로 먹는 동양의 좋은 식습관이 점점 사라지고 서양의 좋지 않은 식습관이 널리 퍼지고 있어서 안타깝다.

빵이 당뇨병에 해로운 이유

당뇨병이 있는 사람들에게 빵이 해로운 이유에 대해 좀 더 상세하게 알아보자.

첫째, 빵은 껍질을 벗긴 곡식을 원료로 하여 만든다. 곡식의 껍질에는 섬유질이 많이 들어 있는데, 껍질을 벗겨버리고 먹으면 섬유질을 섭취할 수 없다. 섬유질은 식품 속에 들어 있는 당 성분이 몸에 서서히 흡수되게 함으로써 식후에 혈당이 천천히 올라가게 한다. 뿐만 아니라 섬유질은 칼로리 없이 부피를 차지하는 성분이다. 음식을 배부르게 먹어도 실제 섭취한 칼로리는 많지 않기 때문에 혈당관리에 유리하다. 섬유질은 질겨서 오래 씹어야 삼킬 수 있다. 오래 씹으면 음식을 많이 먹지 않아도 배가 부르다. 적게 먹어도 배가 부르니 혈당관리가 쉽다.

둘째, 빵은 곡식의 가루를 이용해서 만드는데, 가루식품은 먹은 후에 식품 전체에 소화 효소가 동시에 작용하기 때문에 분해가 빠르다. 소화 효소와 접촉면이 크게 확대되기 때문이다. 분해가 빠르면 당이 한꺼번에 흡수되어 단시간에 혈당이 상승하고 그만큼 혈당 관리가 어려워진다.

셋째, 빵을 만들려면 가루를 발효시켜야 한다. 발효란 성분을 분해하는 것이다. 발효과정을 거치면 곡식의 녹말이 당으로 변한다. 곡식을 씹어 먹으면 별로 단맛이 느껴지지 않지만, 빵은 설탕을 넣지 않아도 단맛이 느껴진다. 발효과정을 거치면서 녹말이 당으로 바뀌었기 때문이다. 녹말은 입과 소장에서 소화 효소에 의해 분해되어 당이 되는데, 이 과정에서 어느 정도의 시간이 필요하다. 그래서 음식을 먹고 나서 시간이 조금 지나야 혈당이 올라간다. 그러나 녹말을 발효하면 그 과정에서 이미 당으로 분해되기 때문에 먹고 나서 곧바로 혈당이 올라간다.

넷째, 빵은 찌거나 굽는 등의 방법으로 불에 익히는 과정을 거친다. 익히면 녹말이 쉽게 분해되기 때문에 자연 그대로 먹을 때보다 혈당이 빨리 올라간다.

다섯째, 빵을 만드는 과정에 여러 가지 해로운 재료들이 첨가된다. 계란, 우유, 버터 등 동물성 식재료를 첨가하는 것이 보통인데, 이런 식재료들에는 당뇨병 합병증, 즉 동맥경화증을 일으키는 콜레스테롤이 들어 있다. 그 밖에 소금이나 설탕도 첨가된다. 당뇨병 환자들 중에는 고혈압을 함께 가지고 있는 경우가 많은데, 소금은 고혈압을 악화시킨다. 설탕은 혈당을 매우 빨리 상승시키기 때문에 당뇨병 환자는 절대로 먹으면 안 되는 성분이다. 그 밖에도 빵을 만드는 과정에서 여러 가지 식품첨가물이 들어가는데, 이런 것들이 몸에 좋을 리 없다.

통곡식 빵도 크게 다르지 않다

곡식을 가루로 만들 때는 껍질을 벗겨버리고 흰 알갱이만 갈아서 가루로 만든다. 그런데 껍질을 벗기지 않고 통째로 갈아서 가루로 만들기도 한다. 밀의 껍질을 벗기지 않고 갈아서 그 가루로 빵을 만든 것을 통밀빵이라 부르고, 껍질을 벗기지 않은 쌀의 가루, 즉 현미가루로 만든 빵을 현미빵이라고 부른다.

흰밀빵은 해롭지만 통밀빵은 좋은 식품이라고 알려져 있고, 흰쌀빵은 해롭지만 현미빵은 좋은 식품이라고 생각하는 사람들도 많다. 그러나 알고 보면 차이가 크지 않으므로 당뇨병 환자는 흰밀빵이나 흰쌀빵뿐만 아니라 통밀빵, 현미빵도 먹지 말아야 한다.

흰밀빵과 통밀빵이 다른 점은 섬유질의 함량이다. 흰밀빵에는 섬유질이 적게 들어 있지만 통밀빵에는 섬유질이 많이 들어 있다. 흰쌀빵과 현미빵이 다른 점도 마찬가지로 섬유질이다. 섬유질은 앞서 이야기했듯이 당이 소장에서 흡수되는 속도를 늦추어 혈당을 천천히 올라가게 하는 효과가 있다.

섬유질은 음식을 많이 먹지 않아도 배가 부르게 하는 성분이기 때문에 통밀빵을 먹으면 흰밀빵을 먹을 때보다 체중을 줄이기가 조금 쉽기는 하다. 그러나 당뇨병 환자에게 빵이 좋지 않은 나머지 이유들은 흰밀빵이나 통밀빵이나 마찬가지고, 흰쌀빵이나 현미빵이나 마찬가지다. 흰밀빵이나 흰쌀빵을 먹는 것보다는 낫겠지만, 당뇨병이 있는 사람에게는 통밀빵이나 현미빵도 적극적으로 피해야 할 식품이다.

떡은 당뇨병에 해롭다

빵이 서양의 대표적인 가루식품이라면 한국의 대표적인 가루식품은 떡이다. 떡도 빵과 마찬가지로 당뇨병 환자들이 조심해야 할 식품이다. 이유는 다음과 같다.

첫째, 떡은 가루식품이다. 가루는 알갱이에 비해 분해속도가 빨라서 먹은 후에 혈당이 곧바로 올라간다. 가루는 알갱이 곡식에 비해 부드럽기 때문에 짧은 시간 동안 많이 먹을 수 있는데, 이 또한 혈당을 상승시킨다.

둘째, 떡은 쌀가루를 증기로 쪄서 익힌다. 익히면 분해가 빨라져서 먹은 후에 바로 흡수되어 혈당이 상승한다.

셋째, 현미로 만든 떡도 있으나 대부분은 백미로 떡을 만든다. 백미는 껍질을 벗겨서 섬유질을 없애버린 것이므로 먹은 후에 혈당이 빨리 올라간다.

넷째, 대부분의 떡은 소금을 넣어서 짜게 만든다. 짠맛에 익숙해진 사람들은 음식이 짜야 맛있다고 느낀다. 맛이 있으니 많이 먹고, 많이 먹으니 혈당이 그만큼 상승한다. 짠 음식은 혈압을 올라가게 하기 때문에, 고혈압이 동반된 당뇨병 환자가 떡을 먹으면 혈압 관리에 애를 먹는다.

다섯째, 떡에 설탕을 넣는 경우가 많다. 달아야 잘 팔리기 때문이다. 달달한 음식을 먹으면 당연히 혈당이 상승한다.

액체식품은 혈당을 급격히 상승시킨다

식품을 액체로 만드는 몇 가지 방법이 있다. 보드랍게 갈아서 물에 녹이거나, 발효시키거나, 찌고 삶아서 우려내거나, 즙을 짜는 방법이다. 이런 과정을 거치면 식품의 성분이 분해되기 때문에, 음식을 먹은 뒤에 곧바로 흡수되어 혈당이 빨리 올라간다. 당의 흡수를 지연시켜 주는 섬유질은 찌꺼기로 제거되어 버리는데, 이 역시 먹은 후 바로 혈당을 올리는 이유가 된다.

액체식품은 가루식품보다 더 먹기 쉽고 많은 양을 금세 마실 수 있다. 그래서 혈당이 곧바로 높이 올라간다. 액체식품은 제조과정에서 설탕, 과당, 올리고당 등 달콤한 성분을 첨가하는 경우가 대부분인데, 이 역시 혈당을 치솟게 한다.

주변에서 흔히 볼 수 있는 액체식품으로 과일음료, 곡식음료(쌀음료, 콩음료) 등이 있다. 이런 음료들을 보고 콜라나 사이다보다는 낫다거나 곡물이나 과일이 원료라서 몸에 좋다는 이야기들을 하는데, 대단히 잘못된 생각이다. 특히 당뇨병 환자들은 이런 음식을 먹지 않도록 조심해야 한다.

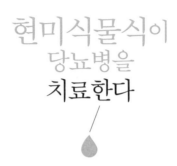

현미식물식이
당뇨병을
치료한다

당뇨병 치료에 있어서 가장 중요한 것은 음식이다. 약이나 운동은
음식보다 훨씬 덜 중요하다. 당뇨병 치료에 좋은 음식은 식물성 식
품이면서 자연 상태에 가까운 음식이다. 그 밖의 것들을 먹으면 당
뇨병 치료가 무척 힘들어진다.

자연식물식이 좋은 치료제다

당뇨병 치료에 효과적인 음식은 자연 상태의 식물성 식품이다.
자연 상태의 식품이 아닌 가공식품을 먹으면 당뇨병을 고칠 수 없
다. 자연 상태의 식물성 식품이란 수확했을 때와 가까운 상태의 식
물성 식품을 말한다. 현미·채소·과일을 가공하지 않은 자연 상태

로 먹어야 당뇨병을 효과적으로 치료할 수 있다.

현미는 먹을 수 있는 껍질과 씨눈을 벗겨버리지 않은 쌀이어서 좋다. 쌀의 속껍질과 씨눈에는 섬유질을 비롯한 미네랄, 비타민, 항산화 성분이 많이 들어 있어서 백미보다 훨씬 좋은 식품이다.

채소는 초록색 잎채소를 우선적으로 먹어야 한다. 잎채소는 뿌리채소나 열매채소에 비해 영양분이 더 많은데, 같은 잎채소라도 초록색 채소가 흰색 채소보다 영양소가 훨씬 더 많이 들어 있다.

모든 과일은 당뇨병 환자들이 먹어도 괜찮지만 너무 단 과일은 되도록 피해야 한다. 과일이 점점 더 달게 개량(?)되어서 당뇨병 환자들이 먹기에 부담되는 과일들이 있다. 바나나, 포도, 파인애플, 망고 등이 대표적이다. 이런 과일들은 완전히 금할 대상은 아니지만 먹더라도 조금만 먹어야 한다.

익힌 음식은 혈당을 높인다

식품을 익히면 분해가 빨라지고 부드러워진다. 익힌 식품은 자연 상태의 식품에 비해 단맛을 쉽게 느낄 수 있는데, 익으면서 식품의 성분이 단맛이 나는 성분으로 분해되기 때문이다. 음식은 사람이 먹은 후에 몸에서 분해가 시작되어야 하는데, 미리 분해한 음식을 먹으면 소화기관에서 쉽게 흡수되기 때문에 혈당이 급격히 상승한다. 자연 상태의 식품은 비교적 단단하기 때문에 오래 씹어야 하고 많이 먹기 힘들지만, 익힌 식품은 부드러워서 조금만 씹어도 되고 많이 먹을 수 있다. 많이 먹으면 혈당도 그만큼 높이 상승한다.

생현미식물식이 최상의 음식이다

현미·채소·과일을 날 것으로 먹는 것이 가장 좋다. 날 것, 즉 생식으로 먹을 때 영양분이 가장 풍부하고 분해가 느리다. 흡수율은 적당하게 낮으며 싱겁게 먹을 수 있고 많이 먹을 수 없어서 좋다. 좀 더 구체적으로 살펴보면 다음과 같다.

첫째, 생식은 열을 가하지 않기 때문에 식품이 갖고 있는 영양분이 파괴되지 않고 그대로 간직되어 있다. 영양분 중에서 열에 약한 성분으로 비타민 C를 비롯한 항산화 성분이 있다. 이 성분들은 면역 물질의 원료로 쓰이기 때문에 인체에 필수적인 성분이다.

둘째, 생식은 분해가 느리다. 날 것을 먹으면, 먹고 난 뒤에 소화기관에서 천천히 분해되어 혈당이 서서히 올라간다. 체내에서 당분이 긴 시간동안 분산되어 상승하므로 혈당을 적당한 수치에서 안정적으로 유지시킬 수 있다. 혈당이 갑자기 많이 올라가지 않기 때문에, 갑자기 혈당이 내려가서 허기가 지는 일도 없다. 허기가 생기지 않으니 음식을 급하게 먹거나 많이 먹지 않아도 되어서 혈당관리에 유리하다.

셋째, 생식은 흡수율이 높지 않다. 그렇다고 낮아서 문제가 되지도 않는다. 높지도 않고 낮지도 않아서 몸에 알맞다. 어떤 이들은 음식의 흡수율이 높으면 좋다는 말을 하는데, 알맞은 수준 이상으로 흡수율이 높으면 몸에 문제를 일으킨다. 예를 들어 설탕은 흡수율이 100%다. 설탕을 먹으면 몸에서 모두 흡수되어버리기 때문에 남아서 대변으로 배설되는 것이 없다. 흡수율이 100%인 설탕은 잘 알고 있듯이 몸에 해롭다.

흡수되지 않고 남아서 대변으로 배설되는 것이 적당하게 있어야 한다. 그런 성분이 바로 섬유질이다. 섬유질은 흡수되지 않지만 몸에 필요한 성분이다. 이런 이유로 생식은 흡수율이 높지 않아서 좋지 않은 게 아니라 적당하게 낮아서 좋다. 생식은 배불리 먹고도 실제로 흡수되는 양이 많지 않아서 군살이 생기지 않는다.

넷째, 생식하면 싱겁게 먹을 수 있다. 자연 상태의 식물성 식품은 그 자체로 어느 정도 간이 되어 있다. 짭짤한 맛을 느낄 수 있는 성분인 나트륨, 칼륨, 칼슘, 마그네슘 등이 들어 있기 때문이다. 요리를 할 때 채소를 삶아서 물을 버리는데, 이 과정에서 채소의 짭짤한 맛을 내는 성분들이 많이 줄어든다. 이를 채우기 위해 사람들은 소금으로 간을 하고 양념을 넣는다. 그러나 생식은 짠맛이 나는 성분이 그대로 보존되어 있기 때문에 굳이 소금을 넣지 않아도 맛을 즐길 수 있다. 그래서 생채소를 그냥 먹으면 장에 찍어 먹고 싶은 생각이 들지 않는다.

당뇨병 치료에는 칼로리 섭취량이 중요하다. 체중을 줄여야 하는 경우에는 섭취량을 줄여야 하고, 반대로 체중을 늘려야 할 경우에는 섭취량을 늘려야 한다. 사람이 먹는 곡식·채소·과일 중에서 체중에 가장 큰 영향을 미치는 것은 곡식이다. 따라서 당뇨병을 치료하기 위해서는 곡식의 양을 정하는 일이 매우 중요하다.

전문가들은 밥의 양을 정할 때 복잡한 공식을 사용해서 산출하라고 한다. 자신의 키, 현재 몸무게, 알맞은 몸무게, 활동량 등을 고려하여 먹을 밥의 칼로리를 계산하라고 권한다. 그러나 이는 매우 어려운 일이다. 더구나 칼로리는 눈으로 볼 수도 없다. 그래서 이런 방식으로 밥의 양을 정하는 일은 대부분 실패한다.

간단하게 밥의 양을 정하는 방법이 있다. 이때 밥은 당연히 현미밥이다. 자신에게 알맞은 몸무게에 가까워지도록 현미밥의 양을 정해서 먹으면 된다. 현재의 몸무게가 알맞은 몸무게보다 많을 때는 체중이 줄어들도록 양을 정해서 먹으면 된다. 매일 체중을 달아본 다음, 점점 줄어들고 있다면 그 양을 계속 먹으면 된다. 줄어들기는 하지만 느리다 싶으면 밥의 양을 조금 더 줄이면 되고, 너무 빠르다 싶으면 밥의 양을 늘리면 된다. 자신이 먹는 밥이 몇 그램이나 되는지, 몇 칼로리인지는 몰라도 된다. 복잡한 숫자와 공식을 배우지 않아도 되기 때문에 누구든지 쉽게 따라할 수 있다.

반대로 체중을 늘려야 하는 경우라면, 그만큼 밥을 더 먹으면 된다. 단, 저체중의 1형 당뇨병을 가진 경우에는 인슐린 양을 늘리지 않으면 밥의 양을 늘려도 체중이 증가하지 않는데, 이런 경우에는 체중을 늘리기 위해 밥을 더 먹으면서 인슐린의 양을 알맞게 올려야 한다.

채소와 과일은 체중에 크게 영향을 미치지 않는다. 따라서 채소와 과일은 매끼 비슷한 양을 먹으면서 밥의 양에만 신경을 쓰면 된다.

얼마나 먹느냐 보다
무엇을 먹느냐가
더 중요하다

당뇨병 치료에 임하는 서양의학의 관심은 주로 칼로리에 맞추어져 있다. 칼로리를 줄이면 당뇨병이 해결될 것으로 생각한다. 그래서 식품의 종류보다 칼로리의 양에 초점을 맞춘다. 적당한 칼로리이상으로 먹지만 않으면 어떤 종류의 음식을 먹어도 상관없다고 말한다. 동물성 식품이나 가공한 식물성 식품이어도 괜찮다는 주장이다. 심지어 빵이나 국수를 먹어도 된다고 말한다.

그러나 실제로 그렇게 따라해 보면 당뇨병이 낫지 않는다. 칼로리의 양이 중요하지 않은 것은 아니지만, 그보다 더 중요한 건 식품의 종류이기 때문이다. 몸에 빨리 흡수되어 문제를 일으키는 식품, 혈관에 작용해서 당뇨병 합병증을 일으키는 식품을 먹어서는 결코 당뇨병을 치료할 수 없다.

칼로리보다는 음식의 종류에 관심을 가져야 한다

당뇨병 식이요법의 핵심은 식품의 종류를 가려 먹는 것이다. 먹어야 할 식품이 있고 먹지 말아야 할 식품이 있다. 반면에 칼로리에는 큰 관심을 가지지 않아도 된다. 당뇨병 치료에 좋은 식품은 많이 먹을 수가 없어서 칼로리 섭취량이 많아질 수 없다. 뿐만 아니라 포만감이 오래 가고 먹은 후에 혈당이 서서히 올라가서 안정적으로 혈당을 유지할 수 있다. 혈관에 문제를 일으키지 않기 때문에 당뇨병 합병증으로 고통 받을 걱정도 없다. 당뇨병 치료에 좋은 이 같은 식품은 바로 자연 상태의 식물성 식품, 즉 현미·채소·과일이다.

음식을 먹는 방법이 중요하다

당뇨병의 치료를 위해서는 음식의 종류를 가려 먹는 일이 무엇보다 중요하다는 이야기를 했다. 이와 함께 먹는 양, 먹는 시각, 씹는 방법, 규칙성도 중요하다. 이들 중에서 어느 하나라도 지키지 못하면 당뇨병 치료가 어려워진다.

첫째, 음식의 양이 적당해야 한다. 사람은 곡식·채소·과일을 먹어야 하는데, 이 세 가지 각각의 양이나 비율이 알맞아야 한다. 무엇보다 중요한 것은 곡식의 양이다. 세 가지 식품 중에서 곡식이 혈당에 가장 큰 영향을 미치기 때문이다. 곡식의 양은 자신의 체중이 표준 체중보다 적으냐 많으냐에 따라 달라진다. 표준 체중보다 적으면 곡식의 양을 늘려야 하고, 체중이 많이 나가면 곡식을 줄여야 한다. 채소와 과일은 많이도 적게도 먹지 말고 자신의 체구에 알맞은 만큼만 먹어야 한다.

둘째, 음식을 먹는 시간이 규칙적이어야 한다. 그래야 혈당을 안정적으로 유지할 수 있다. 한꺼번에 몰아서 먹었다가 한참동안 안 먹었다가 하면 그에 따라 혈당이 큰 폭으로 올라갔다 내려갔다 하기 때문이다. 정해진 시간에 맞춰서 먹어야 한다.

셋째, 음식을 밤늦게 먹어서도 안 된다. 아무리 늦어도 저녁 8시 전에는 식사를 끝내야 한다. 늦게 먹으면 소화되지 않은 음식이 잠을 방해한다. 속이 더부룩하고 불편한 것은 물론이고 잠을 자다가 화장실에 가야 하는 등의 문제 때문에 깊은 잠을 잘 수 없어서 혈당이 올라간다.

넷째, 음식은 되도록 적게 자주 먹으면 좋다. 음식을 적게 먹으면 혈당이 조금 올라가서 혈당관리에 유리하다. 음식량이 적어서 필요한 칼로리 섭취량이 모자라다면 횟수를 늘리면 된다. 하루 다섯 끼 정도로 나누어서 먹으면 좋다. 당연한 말이지만 많이 먹으면서 다섯 끼를 먹으면 안 된다.

다섯째, 음식을 오래 씹어야 한다. 많이 씹어서 천천히 긴 시간동안 음식을 먹어야 한다. 많이 씹어서 천천히 먹으면 적은 양을 먹어도 배가 부르다. 반대로 많이 씹지 않고 삼켜버리면 배가 부른 느낌이 들지 않아서 음식량이 늘고 비만해진다.

늘 현미만 먹는 것이 지겹다고 느껴질 때는 가끔씩 현미 대신에 감자나 고구마를 먹어도 된다. 이 때 감자나 고구마의 양을 현미와 비슷한 칼로리가 되도록 조절해야 한다. 같은 무게일 때, 현미에 비해 감자는 1/3, 고구마는 1/2 정도의 칼로리를 갖고 있다. 이를 계산해서 감자나 고구마의 양을 정하면 된다.

감자나 고구마를 간식으로 생각하고 먹으면 혈당이 올라가고 살이 찔 수 있음을 기억해야 한다. 전 세계에 감자나 고구마를 주식으로 먹고 있는 민족들이 많다. 이는 감자나 고구마가 사람에게 작용하는 영향이 우리가 주식으로 삼는 쌀과 같다는 것을 의미한다.

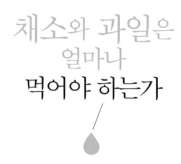

채소와 과일은 얼마나 먹어야 하는가

당뇨병 치료에서 중요한 건 칼로리보다 음식의 종류라는 점을 여러 차례 강조하였다. 동물성 식품을 먹지 않고 현미식물식을 하는 것이 당뇨병 치료의 핵심이다. 그렇다면 채소와 과일은 얼마나 먹어야 할까? 하나씩 알아보자.

채소는 많이도 적게도 먹지 말아야 한다

채소는 섬유질, 미네랄, 비타민, 항산화 성분 등을 섭취하기 위해서 먹는 식품이다. 이런 성분들은 활동량의 많고 적음과 상관없이 소모량이 크게 달라지지 않는다. 물론 채소에도 단백질, 탄수화물, 지방이 들어 있기는 하지만, 채소의 부피에 비하면 미미한 양이다.

그러므로 체중을 조금이라도 더 줄이겠다는 목적으로 채소를 적게 먹어서는 안 된다. 반대로 곡식을 적게 먹는 대신에 채소를 많이 먹어서 부족한 영양을 채우려고 해서도 안 된다.

과일은 적당하게 먹으면 된다

당뇨병이 있으면 과일을 적게 먹거나 아예 먹지 말아야 한다고 알고 있는 사람들이 많다. 과일에는 상당량의 당이 들어 있어서, 과일을 먹으면 혈당이 상승하는 것이 사실이기 때문에 그렇게 생각할 만 하다. 그러나 당뇨병이 있더라도 조금만 조심하면 과일을 즐길 수 있다.

과일에 들어 있는 당은 먹은 후에 곧바로 혈당을 상승시키는 단당이다. 그러나 양이 많지 않기 때문에 혈당이 상승하더라도 오래 유지되지 않는다. 종이에 불을 붙이면 바로 불꽃이 일지만 곧 사그라지는 이치와 비슷하다. 물론 혈당 수치로만 보면 과일을 안 먹는 편이 그만큼 혈당을 내려가게 한다. 그러나 맛있는 과일을 먹지 않고 평생을 산다는 건 인생의 큰 즐거움을 잃어버리는 일이다. 당뇨병에 더 큰 해를 끼치는 식품을 먹지 않는다면, 과일 정도는 적당하게 먹으면서 당뇨병을 고칠 수 있다. 당뇨병에 크게 해로운 식품이란 바로 동물성 식품과 가공한 식물성 식품이다.

과일이라고 해도 먹지 말아야 할 것들이 있다. 너무 단 과일과 말린 과일이다. 포도, 바나나, 망고, 파인애플과 같이 지나치게 단 과일은 먹지 않는 것이 좋고, 말린 과일은 부피가 작지만 칼로리가 많으므로 멀리하는 것이 좋다.

과일을 많이 먹어서 당뇨병이 생겼다?

과일을 많이 먹어서 당뇨병이 생겼다는 사람들이 있다. 그러나 건강한 사람은 과일을 먹는다고 해서 당뇨병이 생기지는 않는다. 과일에는 단맛이 나는 단당(포도당, 과당)이 많이 들어 있는 반면, 단맛이 나지 않는 다당(녹말)은 별로 없다. 단당은 먹고 나서 곧바로 혈당이 올라가지만 오래 지속되지 않는다. 시간이 조금만 지나면 혈당이 내려간다. 반면에 곡식에 많이 들어 있는 다당은 먹고 나서 바로 혈당이 올라가지는 않으나 올라간 혈당이 오래 지속된다. 혈당은 단당보다는 다당에 더 큰 영향을 받는다. 마음 놓고 과일을 먹어도 된다는 말이 아니라 과일보다 더 조심해야 할 음식이 있다는 말이다.

같은 다당이라도 흰쌀밥, 떡, 빵과 같이 가공한 곡식으로 만든 음식은 몸에서 빠르게 분해되어 혈당을 급격하게 올리는 반면, 현미는 섬유질을 많이 함유하고 있어서 혈당을 천천히 일정하게 올린다.

과일을 많이 먹고 당뇨병이 생겼다는 사람들은 대부분 혈당이 정상보다 높은 당뇨병 전 단계인 사람들이다. 혈당 수치가 당뇨병이라고 진단할 정도는 아니지만 정상보다는 높은 상태이며, 식습관을 바꾸지 않으면 얼마 지나지 않아서 당뇨병이 되는 상태다. 이 때는 음식을 조금만 더 먹어도 곧 당뇨병으로 넘어간다. 이 때의 음식이란 밥일 수도 있고 과일일 수도 있다. 이 같은 당뇨병의 전 단계라면 과일을 많이 먹지 말아야 한다. 특히 당도가 높은 과일은 혈당을 더 높이 올라가게 하므로 포도, 바나나, 망고, 파인애플처럼 너무 단 과일은 멀리해야 한다.

견과류를 먹으면 살찌기 쉽다

견과류는 땅콩, 호두, 아몬드, 잣 등을 일컫는 말이다. 이들 식품은 지방이 많아서 살이 찌기 쉽다. 체중이 증가하면 혈당이 상승하므로 당뇨병이 있으면 견과류를 조심해야 한다. 안 먹으면 좋고 먹더라도 조금만 먹어야 한다. 견과류에는 지방이 많이 포함되어 있는데, 바로 이 지방이 만들어내는 고소한 맛 때문에 많이 먹게 된다. 견과류는 사람이 꼭 먹어야 하는 식품은 아니므로, 먹지 않아서 몸에 무슨 성분이 부족해지지 않을까 걱정할 필요는 없다.

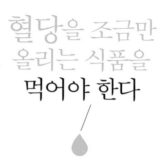

혈당을 조금만 올리는 식품을 먹어야 한다

모든 음식은 먹으면 혈당을 올라가게 한다. 어떤 음식들은 많이 올라가게 하고 다른 어떤 음식들은 조금 올라가게 하는 차이가 있을 뿐이다. 단맛이 전혀 나지 않는 쓴 채소나 버섯 등을 먹어도 혈당이 조금은 올라간다. 그래서 당뇨병을 치료하기 위해서는 혈당 상승 정도를 따져서 음식을 가려 먹어야 한다. 당연한 말이지만 먹고 나서 혈당이 많이 올라가는 음식은 피하고 조금 올라가는 음식을 먹어야 한다.

혈당을 조금 올라가게 하는 음식

자연 상태의 식물성 식품을 먹으면 혈당이 조금밖에 올라가지 않는다. 현미, 채소, 달지 않은 과일 등 자연식물식에는 섬유질이 많이 들어 있어서 이런 효과를 낸다.

섬유질은 당의 흡수를 지연시켜서 식후에 혈당이 많이 올라가지 않게 한다. 뿐만 아니라 섬유질은 부피가 크지만 칼로리는 없다. 그래서 배가 부르게 먹어도 실제로 섭취하는 칼로리는 많지 않다. 섬유질은 단단하고 질겨서 오래 씹지 않으면 삼킬 수 없다. 오래 씹는 동안에 배가 불러오기 때문에 많이 먹지 않고도 포만감을 느낄 수 있다. 따라서 현미·채소·과일만 먹으면 식사 후에도 혈당이 조금밖에 올라가지 않는다. 이런 음식들만 먹으면 당뇨병이 낫는다.

혈당을 내려가게 하는 식품은 없다

혈당을 내려가게 하는 식품으로 소문난 것들이 있다. 대표적인 것이 돼지감자와 여주다. 돼지감자는 칼로리가 적어서 다른 식품을 먹을 때보다 칼로리 섭취량이 적으므로 혈당이 적게 올라가는 것이 당연하다. 돼지감자를 먹을 때는 보통 날 것으로 그냥 먹는다. 날 것은 삶거나 구운 것에 비해 먹은 후에 혈당이 적게 올라간다. 돼지감자는 이름에서도 알 수 있듯이 사람들이 먹지 않던 야생 감자인데 당뇨병이 많아진 요즘 빛을 보고 있다.

여주도 혈당을 내려가게 한다는 소문이 있어서 많은 사람들이 사먹고 있다. 여주에는 칼로리가 적게 들어 있어서 다른 식품을 먹을 때에 비해서 혈당이 적게 올라가는 것이 사실이다. 그러나 여주는 맛이 매우 써서 먹기가 거북하고 값도 비싸다. 이런 식품을 평생 먹으려면 여간 힘들지 않다.

돼지감자나 여주를 먹는 것밖에 당뇨병을 고치는 방법이 없다면 어쩔 수 없겠지만, 그 외에도 편하게 먹으면서 당뇨병을 고칠 수 있는 다른 식품이 얼마든지 있다. 바로 현미·채소·과일만 먹으면 다른 식품을 먹을 때보다 혈당이 적게 올라간다. 이 식품들은 맛이 있고, 가격도 비교적 저렴하고, 언제든지 구해서 평생 먹을 수 있다. 당뇨병을 편안하게 고칠 수 있는 이런 방법이 있는데 소문을 쫓아가며 사서 고생할 필요는 없다.

당뇨병에 먹을 만한 간식거리

사람이 간식을 먹지 않고 살기는 힘들다. 배가 고플 때도 있고 먹음직스런 음식들이 눈에 띄기도 하기 때문이다. 당뇨병이 있다고 해서 간식을 전혀 먹지 않고 금욕생활을 할 수는 없지 않은가? 그렇다고 아무거나 먹으면 혈당이 올라간다. 따라서 간식을 먹되 혈당이 많이 올라가지 않게 하는 노력이 필요하다. 방법은 간단하다. 부피는 크지만 당이나 당이 될 수 있는 성분이 적게 들어 있는 식품을 선택하면 된다.

이런 조건에 맞는 식품이 열매채소나 뿌리채소, 덜 단 과일이다.

식품 100그램 중에 들어 있는 칼로리를 살펴보면 오이 9칼로리, 토마토 22칼로리, 당근 34칼로리, 단호박 66칼로리, 사과 57칼로리다. 이런 간식거리들은 현미 365칼로리에 비하면 매우 낮은 수준이므로 밥을 조금 적게 먹으면 간식을 즐길 수 있다.

인공감미제를 사용하면 좋지 않다

사람은 누구나 쓴맛이 나는 음식보다 단맛이 나는 음식을 좋아한다. 평소에 단맛이 강한 음식들을 즐겨 먹었던 사람들은 당뇨병이 생긴 후에도 이 맛을 잊지 못한다.

단맛이 나는 음식을 먹으면 혈당이 상승하기 때문에 마음대로 먹을 수 없지만, 그렇다고 단맛을 포기할 수도 없다. 그래서 혈당이 올라가지 않으면서 단맛을 즐길 수 있도록 방법을 찾아낸 것이 인공감미제다. 사람들이 흔히 먹는 인공감미제로는 사카린, 스테비오사이드, 아세셀팜, 아스파탐, 자일리톨, 글루시톨, 솔비톨, 수크랄로스 등 종류가 다양하다.

그러나 당뇨병 환자뿐만 아니라 건강한 사람일지라도 인공감미제를 사용하지 말아야 한다. 단맛에 익숙해지면 쓴맛을 멀리하게 된다. 쓴맛이 나는 식품은 대부분 몸에 좋은 것들이다. 대표적인 쓴맛 식품이 초록색 잎채소다. 초록색 잎채소에는 섬유질, 항산화 성분, 비타민, 미네랄 등 인체에 중요한 성분들이 많이 들어 있어서 꼭 먹어야 하는 식품이다. 반면에 양배추, 무, 배추, 양파와 같은 흰색 채소는 단맛이 있어서 사람들이 즐겨 먹으나 여러 가지 성분이 초록색 잎채소에 비해 적게 들어 있다.

인공감미제를 사용해서라도 단맛을 즐기겠다는 생각을 하지 말고 쓴맛에 익숙해지도록 노력해야 한다. 쓴맛이 나는 식품을 자주 먹으면 쓴맛에 익숙해지고 즐길 수 있게 된다.

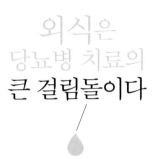

외식은
당뇨병 치료의
큰 걸림돌이다

밖에서 음식을 사먹으러 식당에 가면 손님들이 좋아하는 맛의 음식들을 내 놓는다. 파는 것이 목적이다 보니 사람들의 건강보다는 입에 맞는 음식들을 차려 낸다. 당뇨병 환자들이 어떤 이유로 외식을 조심해야 하는지 살펴보자.

외식하면 혈당관리가 매우 힘들다

바깥에서 음식을 사먹으면 혈당관리가 어려운데, 그 이유는 다음과 같다.

첫째, 외식하면 해로운 음식들을 먹게 된다. 파는 음식들은 대부분 부드럽고, 달고, 짜고, 기름진 것들이다. 동물성 식재료가 대부분이며, 요리를 하면서 설탕이나 설탕 대용 첨가물을 넣고, 소금도 듬뿍 뿌리고, 기름도 많이 쓴다. 화학조미료를 쓰지 않는 경우는 거의 없다. 그래야 사람들이 사 먹기 때문이다. 가게 문을 닫지 않으려면 어쩔 수 없는 선택이다.

채식 전문 식당이라도 크게 다르지 않다. 재료만 식물성이지 요리하는 방식은 비슷하다. 콩고기나 밀고기처럼 가공한 식재료를 사용하고, 흰쌀밥, 흰밀가루 국수, 흰밀가루 빵을 내놓는 채식식당이 대부분이다. 조리를 할 때도 기름에 튀기고 달고 짜게 한다.

둘째, 외식을 하면 많이 먹게 된다. 주문한 음식을 적게 먹으나 많이 먹으나 내는 돈이 같기 때문에 내놓은 것을 다 먹으려는 욕심이 생긴다. 요즘은 이런저런 뷔페가 많은데, 뷔페에 가서 과식을 하지 않는 사람은 거의 없다.

외식한 다음날 아침에 혈당을 체크해보면 예외 없이 올라간다. 그렇다고 사람을 만나는데 식당을 이용하지 않을 수도 없고 난감한 일이다.

외식을 해야 할 때의 요령

직장에서 식사할 때, 여행할 때, 사람을 만날 때 식당을 이용하게 된다. 그러나 위에서 살펴본 것처럼 사먹는 음식은 대부분 몸에 해롭다. 건강한 사람이야 한두 끼 해로운 것을 먹어도 당장 큰 문제가 생기지 않겠지만, 당뇨병이 있는 사람은 바로 문제가 드러난다. 그러므로 조심하지 않으면 안 된다. 몇 가지 도움이 될 만한 방법을 들어보면 다음과 같다.

첫째, 함께 식사하는 사람들에게 자신이 당뇨병을 갖고 있다는 사실을 알리는 것이 좋다. 숨기고 상대방이 먹는 것과 똑같이 먹으면 몸이 점점 더 나빠진다. 이런 일이 반복되면 급기야 돌이킬 수 없는 상태가 되고 만다. 그제야 후회를 하겠지만 때는 이미 늦다. 당뇨병은 합병증 때문에 매우 무섭다고 여러 차례 말했는데, 합병증이 생기기 전까지는 그 무서움을 제대로 알지 못하고 안이하게 생각한다. 뒤늦게 후회하고 싶지 않다면 자신에게 당뇨병이 있다는 사실을 숨기지 말고 "다른 음식을 먹을 테니 이해해 달라"고 요청하는 편이 현명하다.

둘째, 외식할 때는 현미밥과 채소 반찬을 싸 가는 것이 좋다. 반찬까지 싸 가기가 부담스럽다면 적어도 현미밥은 싸 가야 한다. 한 끼 밥은 부피가 작아서 가지고 다니기에 그리 불편하지 않다. 요즘은 가볍고 밀폐가 잘 되는 그릇들이 많아서 현미밥을 싸가는 일이 어렵지 않다. 적어도 밥만큼은 준비해 가야 하는 이유는 사람이 먹어야 할 곡식·채소·과일 중에서도 곡식이 혈당에 가장 큰 영향을 미치기 때문이다. 그리고 웬만한 식당에는 채소 한두 가지 쯤은 반찬으로 있어서 밥만 가져가면 한 끼 식사를 할 수 있다.

셋째, 현미밥을 가져가기가 정 힘들다면 백미밥과 함께 채소를 많이 먹으면 문제를 약간 줄일 수 있다. 쌀겨로 벗겨져 나간 성분을 채소에서 조금이나마 보충할 수 있기 때문이다. 이 때도 백미밥을 오래 씹어 먹어야 적게 먹고도 배가 부른 느낌을 가질 수 있다.

절대로 먹지 말아야 할 바깥 음식들

식당에서 밥을 사먹을 때 절대로 동물성 식품을 먹으면 안 된다. 동물성 식품은 당뇨병 합병증을 일으키는 성분인 콜레스테롤이 들어 있고, 중성지방이 많이 들어 있다. 섬유질은 없고, 비타민과 미네랄이 적으며, 항산화 성분이 없다.

식당에서 제공하는 짠 음식도 먹어서는 안 된다. 김치, 장아찌, 된장, 고추장, 국, 탕, 찌개 등이다. 이런 음식들을 밥과 함께 먹으면 오래 씹지 않고 삼키게 되기 때문에 자기도 모르는 새에 음식을 많이 먹게 된다. 뿐만 아니라 당뇨병이 있을 때 흔히 동반되는 고혈압에는 소금을 넣은 음식이 무척 해롭다.

4장
1형 당뇨병은 어떻게 치료하는가

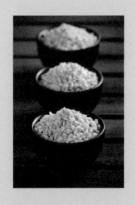

이 장에서는 1형 당뇨병에 대해 살펴볼 것이다. 1형 당뇨병을 2형 당뇨병과 분리해서 살펴보는 데에는 몇 가지 이유가 있다. 그 이유는 첫째, 1형은 2형과 치료 방법이 조금 다르기 때문이고, 둘째, 소아청소년들에게도 많이 생기기 때문이며, 셋째, 앞으로 크게 늘어날 것으로 전망되기 때문이다.

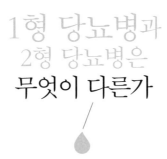

1형 당뇨병과
2형 당뇨병은
무엇이 다른가

1형 당뇨병과 2형 당뇨병은 공통점도 있지만 서로 다른 점들도 많다. 혈당이 높다는 공통점이 있지만, 발병 원인이나 치료 방법은 많이 다르다. 2형은 심하지 않은 당뇨병이고 1형은 심한 당뇨병이라고 알고 있는 사람들이 많은데, 그런 식으로 단순하게 둘을 나눌 수는 없다. 1형 당뇨병은 음식 섭취량이 적당한 데도 불구하고 인슐린 분비량이 부족해서 혈당이 높은 당뇨병을 말한다. 몸은 야윈 상태지만 혈당이 높아서 인슐린을 써야 한다.

1형 당뇨병의 원인

1형 당뇨병은 여러 가지 원인으로 인해 인슐린 분비세포가 단

시간에 파괴되었을 때 생기는 유형의 당뇨병이다. 바이러스 감염, 독성 물질이나 자가 면역 질환으로 인한 분비세포 파괴가 주요 원인이다. 청소년기에 생기는 당뇨병은 대부분 여기에 속한다.

이밖에도 스트레스로 인해 혈당이 장기적으로 상승하여 지속될 때, 이를 내리기 위해 인슐린 분비세포가 쉬지 않고 일하다가 지쳐서 파괴된 것이 원인이 되는 경우도 있다. 2형 당뇨병이 있는 사람이 음식을 계속해서 많이 먹고 오랫동안 먹는 약으로 치료하는 경우에도 생길 수 있다.

1형 당뇨병과 2형 당뇨병의 차이

1형 당뇨병은 인슐린 분비세포가 어떤 원인에 의해 파괴되어서 인슐린 분비량이 부족해진 결과로 인해 발생한다. 이로 인해 당을 세포 속으로 넣어주지 못해서 혈당이 높은 상태가 된 병이 1형 당뇨병이다. 1형 당뇨병은 몸에서 인슐린이 제대로 나오지 않기 때문에 혈당을 내리기 위해 반드시 인슐린을 주사해야 한다.

반면에 2형 당뇨병은 인슐린 분비세포에는 이상이 없기 때문에 인슐린 분비량 역시 정상이다. 다만 먹지 말아야 할 음식을 먹거나 필요 이상으로 음식을 많이 먹어서 혈당이 높은 상태가 된 것이므로 먹어야 할 음식만 적게 먹으면 병이 낫는다. 2형 당뇨병에 먹는 당뇨병 약을 쓰면 시간이 한참 지난 후에 1형 당뇨병이 된다. 이상의 설명을 표로 정리하면 다음과 같다.

1형 당뇨병과 2형 당뇨병의 비교

구 분	1형	2형
원인	인슐린 분비세포 파괴	과식
발생 시기	소아청소년	성인
발생 양상	급성 혹은 만성	만성
세포 바깥의 당 수치	높다	높다
세포 안의 당 수치	낮다	높다
인슐린 분비량	적다	많다
인슐린 분비세포의 기능	약하다	강하다
치료법	인슐린 투여	체중 줄이기

2형 당뇨병을 1형 당뇨병으로 잘못 알고 있는 경우도 있다. 음식을 필요 이상으로 많이 먹어서 혈당이 높은 것을 인슐린 분비량이 부족해서 혈당이 높은 것으로 오인하여 1형 당뇨병으로 진단하는 경우가 대표적이다. 음식을 먹어서 혈당이 올라가면 혈당을 내리기 위해 인슐린이 분비된다. 음식을 많이 먹으면 인슐린도 많이 분비되어야 하는데, 분비량이 여기에 미치지 못하면 인슐린 분비 부족이라고 생각하여 1형 당뇨병이라고 판단한다. 이런 경우에는 음식의 양을 몸에 필요한 만큼만 적당하게 먹으면 인슐린이 많이 필요하지 않아서 부족할 리도 없다.

1형 당뇨병이라고 진단하고 나면 인슐린을 쓰게 되는데, 음식을 많이 먹으면서 인슐린을 투여하면 체중이 증가한다. 체중이 증가하면 혈당이 올라가고, 그러면 이를 내리기 위해 인슐린 양을 늘리는 악순환에 빠지게 된다. 비만하면서 오랫동안 인슐린을 쓰고 있는 환자들을 자주 만나게 되는데, 이들 중에 자신이 1형 당뇨병이라고 알고 있는 사람들이 많다. 이들에게 음식을 적게 먹도록 하여 체중을 줄이면 인슐린을 끊는 경우가 많다.

2형에서 끝낼 것을 1형으로 만드는 경우가 많다

많이 먹어서 생긴 2형 당뇨병은 음식을 적게 먹으면 쉽게 낫는다. 식습관을 고치지 않고 먹는 약으로 혈당 수치를 내리면 인슐린 분비세포가 서서히 파괴되어 결국 1형 당뇨병이 되고 만다. 음식을 적게 먹으면 해결할 수 있었을 것을 평생 주사를 맞아야 하는 병으로 만드는 셈이다.

인슐린 투여에 대한 오해

인슐린을 쓰는 것에 대해 오해하는 사람들이 많다. 인슐린 주사가 보통의 다른 주사처럼 아프다고 알고 있는 사람들이 많은데, 인슐린 주사는 별 고통을 느끼지 못할 정도로 아프지 않다.

인슐린은 중증 환자에게만 쓴다. 그래서인지 인슐린 치료를 받을 정도가 되면 끝장난 인생이라고 알고 있는 사람들도 있다. 그러나 인슐린을 쓰고 안 쓰고는 병의 종류에 따라 다를 뿐이지 병의 정도에 따라 다른 것이 아니다. 인슐린을 적절하게 사용하면 건강하게 살아갈 수 있다. 인슐린은 내성이 생기지 않기 때문에 약의 양이 점점 늘어나지 않는다.

인슐린 주사의 시작 시기

대부분의 사람들은 당뇨병의 초기에는 먹는 약을 쓰고 병이 심해지면 주사약을 쓴다고 알고 있다. 그러나 이는 사실과 다르다. 처음부터 인슐린을 써야 하는 사람이 있고, 처음과 나중에 관계없이 주사약뿐만 아니라 먹는 약도 쓰지 않아야 하는 사람이 있다. 1형 당뇨병은 처음부터 인슐린을 써야 하고, 습관만 고치면 혈당이 내려가는 2형 당뇨병은 어떤 약이든 쓰면 안 된다. 모르고 쓰면 병을 악화시킬 뿐이다. 물론 2형 당뇨병으로 시작되었으나 치료를 잘못해서 1형 당뇨병이 되어버린 경우에는 인슐린을 써야 한다.

인슐린 양을 정하는 방법

혈당 수치만 보고 인슐린 양을 정해서는 안 된다. 너무 많이 먹어서 혈당이 올라간 상태인 경우에 인슐린을 더 많이 쓰면 체중이 증가해서 혈당이 점점 더 올라간다. 많이 먹어서 혈당이 올라갔다면 음식을 줄여서 혈당이 내려가게 해야 한다. 반대로 음식을 너무 적게 먹어서 혈당이 내려갔다면 인슐린 양을 줄이지 말고 음식을 더 먹어야 한다. 인슐린 양은 혈당도 보고 체중도 생각하면서 정해야 한다. 보통 인슐린을 쓰면 체중이 증가하는데, 적정 체중 이상이 되지 않도록 최소량의 인슐린을 써야 한다.

인슐린은 어떻게 사용해야 하는가

1형 당뇨병에는 인슐린을 사용해야 한다. 인슐린은 혈당을 내리는 데 매우 효과적이지만 여러 가지 신경 써야 할 점들이 많다.

인슐린 사용 시 주의사항

인슐린을 사용할 때 주의해야 할 점들은 다음과 같다.

첫째, 인슐린 주사를 하기 전에 혈당 수치를 확인해야 한다. 혈당 수치를 확인하기 위해서는 당연히 혈당측정기가 필요하다. 집을 떠나 다른 곳에 갈 때는 혈당측정기를 가지고 다녀야 하는 번거로움이 있다. 혈당 수치를 측정하려면 손가락 끝을 바늘로 찔러야 하는데 이 역시 고통스럽다. 하루에 여러 번 측정하는 환자들이 많은데 얼마나 힘들겠는가?

둘째, 주사약의 보관 온도를 잘 맞추어야 한다. 상온이 아니라 냉장 보관해야 하는데, 사정상 냉장보관하기 어려울 때는 무척 난감하다. 장거리 여행을 할 때는 저온으로 유지할 수 있는 도구를 준비해야 하기 때문에 번거로움이 크다.

셋째, 주사량을 잘 맞추어야 한다. 주사약은 약효가 빠르고 강하기 때문에 필요한 양을 잘 맞추어야 한다. 너무 많이 주사하면 저혈당이 되고, 너무 적게 맞으면 혈당이 올라간다. 주사기 눈금을 보고 양을 체크하여 조절할 수 있지만, 양을 높이거나 낮춰야 할 때는 특히 신경을 써야 한다.

넷째, 주사는 살을 드러내고 바늘로 찔러야 하기 때문에 남의 눈을 피할 수 있는 적당한 장소가 필요하다. 집에서야 어렵지 않겠지만 집밖에서는 어려움이 많다. 적당한 장소를 찾을 수 없어서 화장실에 들어가 주사하는 불편을 겪기도 한다.

다섯째, 인슐린을 쓰는 환자는 먹는 음식의 양이나 먹는 때에 신경을 써야 한다. 인슐린을 평상시처럼 주사했지만 음식을 너무 적게 먹거나 먹는 시각을 놓쳐서 저혈당에 빠지기도 한다.

인슐린을 최소량만 쓰기 위한 요령

인슐린 주사량은 혈당 수치에 따라 달라져야 한다. 약의 양이 많으면 혈당을 내려가게 하는 힘이 강하기 때문에 저혈당이 될 가능성도 그만큼 크다. 가능하면 약을 적게 쓰면서 혈당이 조절되도록 해야 한다. 그러기 위해서는 필요한 양 이상으로 음식을 많이 먹으면 안 된다. 또한 적당하게 야윈 몸이 되도록 음식을 알맞은 정도로 먹어야 한다.

인슐린을 한 가지 쓰는 것과 두 가지 쓰는 것의 차이

1형 당뇨병은 24시간 내내 혈당이 높다. 음식을 먹지 않은 시각에도 혈당이 높고 음식을 먹은 후에는 훨씬 더 높다. 그러므로 음식을 먹지 않은 시각에도 혈당을 내려가게 하는 주사 약효가 필요하고 음식을 먹은 후에는 추가로 작용할 인슐린이 필요하다.

1형 당뇨병 환자도 보통 하루에 세 번 식사를 한다. 따라서 하루 종일, 식사를 하지 않은 시각에도 약효가 지속되는 인슐린과 식사를 하고 나서 몇 시간 동안 약효가 지속되는 인슐린을 따로 맞아야 한다. 이를 위해 하루가 시작되는 아침 식전에 한 번 맞는 주사와 매끼 식사하기 전에 하루 세 번 맞는 주사를 쓴다. 결국 하루에 네 번 주사를 하게 된다.

인슐린은 주사약이므로 주사할 때마다 고통과 번거로움이 따른다. 만약 식사 후에도 혈당이 많이 올라가지 않게 할 수 있다면 매 식사 전에 맞는 주사는 필요가 없어진다. 식후 혈당은 음식에 따라 달라진다. 음식의 종류, 양, 먹는 방법 등을 잘 선택하면 식후에도 혈당이 많이 올라가지 않는다. 그런 식품이 자연 상태의 곡식, 즉 생현미, 생채소와 과일이다. 이런 식품들만 먹으면 하루에 한 번만 주사해도 혈당을 안정적으로 유지할 수 있다.

하루 한 번 주사하는 것과 하루 네 번 주사하는 것은 위험의 정도와 삶의 질에 큰 차이가 난다. 여러 번 주사하는 사람은 하루 한 번만 투여하는 주사로도 혈당을 안정적으로 관리할 수 있도록 음식의 종류와 양에 신경을 써야 한다.

인슐린은 식전에 주사해야 한다

인슐린은 주사하고 나서 곧바로 약의 작용이 나타나지 않는다. 약간의 시간이 지나야 혈당을 내려가게 한다. 식후에는 혈당이 많이 올라가므로 혈당이 올라갈 때쯤에 약효가 나타나게 하기 위해서는 식사 전에 인슐린을 주사해야 한다. 어떤 인슐린은 식사 직전에 주사하고, 어떤 인슐린은 식사 30분 전에 주사한다. 그러므로 의사의 지시대로 잘 지켜서 주사해야 한다. 너무 일찍 주사하면 식사 전에 저혈당에 빠질 수 있고, 식사 후에 주사하면 혈당이 많이 올라간 시점에 약효를 볼 수 없게 된다. 잠을 자는 동안에 혈당이 상승하는 사람들은 잠자리에 들기 전에 주사하기도 한다.

인슐린 펌프

인슐린은 혈당을 내려가게 하는 데 매우 효과적이지만 주사하는 일은 무척 번거롭다. 인슐린을 쉽게 투여하는 방법이 있다면 얼마나 좋겠는가? 그것을 가능하게 만든 장치가 인슐린 펌프다. 피부에 붙이는 장치인데, 정해진 시각에 원하는 양만큼 몸에 들어가도록 조절해 놓으면 장치가 알아서 인슐린을 주사한다. 편리한 점이 있지만 단점도 많으므로 신중하게 선택해야 한다. 인슐린 펌프의 단점을 살펴보면 다음과 같다.

첫째, 인슐린 펌프를 사용하면 체중이 증가할 가능성이 커진다. 인슐린 펌프를 사용하는 가장 큰 목적은 혈당 조절을 쉽게 하기 위해서다. 음식을 많이 먹어도 장치 조절만 잘하면 혈당이 쉽게 내려간다. 그래서 인슐린 펌프를 사용하는 사람들 중에는 마음껏 먹고 인슐린 투여량을 늘려서 체중이 증가하는 경우가 흔하다. 체중이 늘면 혈당이 더 올라가서 인슐린 투여량도 더 늘리는 식으로 악순환이 거듭된다. 몸이 무거우면 움직이기가 힘들어서 당뇨병이 점점 더 악화된다.

둘째, 인슐린 펌프는 항상 몸에 붙이고 있어야 하기 때문에 땀이 많이 나는 여름에는 거치적거리고 번거롭다. 몸을 씻을 때는 장치에 물이 들어가지 않도록 감싸야 하는데, 이 역시 번거롭다. 씻을 때마다 떼는 것도 쉽지 않다.

셋째, 인슐린 펌프가 갑자기 고장 나는 상황도 예상하고 있어야 한다. 그렇다고 늘 인슐린 주사를 별도로 준비해두기도 번거롭다. 그래서 어떤 환자들은 인슐린 펌프를 한 개 더 준비해서 가지고 있기도 한다.

넷째, 인슐린 펌프는 구입하고 유지하는 비용도 많이 든다. 경제적인 형편이 좋지 않으면 하고 싶어도 할 수가 없다.

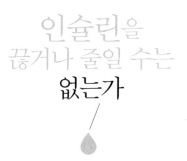

인슐린을 끊거나 줄일 수는 없는가

한 번 쓰기 시작한 인슐린은 끊을 수 없다는 것이 상식처럼 되어 있다. 그래서인지 인슐린을 쓰기 시작하면 노력해서 끊어야겠다는 생각을 포기해버린 채 주사 맞는 것을 운명으로 생각하고 살아가는 경우가 많다. 그러나 노력하면 인슐린을 끊을 수도 있다. 특히 인슐린을 쓰지 않아도 될 환자가 너무 서둘러서 인슐린을 쓰고 있는 경우에는 조금만 노력하면 인슐린을 끊을 수 있다.

인슐린 저항성이란 무엇인가

인슐린이 몸에서 충분히 분비되거나 인슐린을 충분히 주사하고 있음에도 불구하고 혈당이 잘 내려가지 않는 상태를 인슐린 저항성이라고 부른다.

인슐린은 혈당을 내려가게 하는 작용을 하는데, 내려가지 않으니 혈당이 저항하고 있다는 뜻이다. 인슐린을 끊고 싶으나 저항성이 있으므로 어쩔 수 없는 상태다.

인슐린은 혈액 속의 당을 세포 속으로 이동시켜 줌으로써 혈당 수치를 내려가게 하는 작용을 한다. 그런데 이미 세포 속에 당이 많이 있거나 당이 중성지방으로 바뀌어 세포 속에 중성지방이 많으면 혈액 속의 당이 세포 속으로 들어가지 않는다. 사람이 배가 부르면 음식을 먹지 않는 것처럼 세포도 배가 부르면 더 이상 혈당을 받아들이지 않는다.

지방으로 꽉 찬 세포 수가 많아지면 체중이 증가한다. 그러므로 인슐린 저항성을 해결하기 위해서는 체중을 줄여서 세포 속의 지방을 없애야 한다. 적당하게 야위면 인슐린 저항성이 감소하기 때문에 적은 양의 인슐린만 사용하거나 인슐린을 사용하지 않고도 혈당을 내려가게 할 수 있다.

1형 당뇨병 환자들 중에 음식을 너무 많이 먹으면서 인슐린 양을 늘려서 비만이 된 경우가 있다. 체중이 늘면서 인슐린 저항성이 커지고, 저항성이 커지자 인슐린 투여량도 늘렸기 때문이다. 이럴 때 음식을 적게 먹으면 체중이 줄고 혈당은 내려가고 인슐린의 양도 줄일 수 있다. 경우에 따라서는 인슐린을 끊을 수도 있다.

1형 당뇨병인 사람은 평생 인슐린을 써야 한다. 그러나 2형 당뇨병을 1형 당뇨병으로 잘못 알고 있는 경우라면 인슐린을 끊을 수 있다. 식습관을 비롯한 생활습관을 고치고 나서 혈당 수치를 보면, 인슐린을 써야 하는지 끊을 수 있는지가 확연히 드러난다. 생활습관을 고쳤는데도 여전히 혈당이 높다면 인슐린을 끊을 수 없고, 생활습관을 고치고 나서 혈당이 정상 수준으로 내려간다면 인슐린을 끊을 수 있다.

생활습관을 고친 뒤에 혈당이 내려가서 인슐린을 완전히 끊었더니 혈당이 높게 나타난다면, 완전히 끊지는 말고 양을 줄여서 쓰는 수밖에 없다.

인슐린을 한 가지만 쓰고 있는 경우와 두 가지를 쓰고 있는 경우로 나누어서 살펴보자.

인슐린을 한 가지만 쓰고 있다면 끊는 절차는 단순하다. 식생활을 비롯한 생활습관을 고치면 혈당이 내려갈 것이고, 이때 내려가는 수치를 보면서 인슐린의 양을 조금씩 줄이면 된다.

아침 식전 혈당이 100mg/dL 이하로 내려가면 인슐린 양을 줄이는데, 전날과 비교해서 얼마나 내려갔는지를 살펴보면서 줄이는 단위를 결정하면 된다. 너무 많이 줄이면 혈당이 올라가고 너무 적게 줄이면 저혈당이 될 수 있으므로 주의가 필요하다. 잘 조절하기 위해서는 약간의 경험이 필요하므로, 조심스럽게 해보면서 감각을 익혀나가야 한다.

하루에 한 번 투여하는 인슐린 주사와 하루에 세 번 투여하는 인슐린 주사를 동시에 사용하고 있는 경우라면 두 종류의 주사를 동시에 줄이지 말고, 우선 한 가지를 먼저 끊고 난 뒤에 두 번째 것을 끊어야 한다.

먼저 식습관을 비롯한 생활습관을 바꾸어 하루에 여러 번 투여하는 주사부터 줄이기 시작해서 완전히 끊은 다음, 하루에 한 번 투여하는 주사도 점점 줄여 나가는 것이 올바른 순서다. 하루에 여러 번 주사하면 한 번 주사하는 것보다 훨씬 번거롭기 때문에 여러 번 주사하는 것부터 먼저 끊어야 한다. 상태에 따라서는 두 가지 인슐린 중 하루에 여러 번 투여하는 주사는 끊더라도 하루에 한 번 투여하는 주사는 끊지 못할 수도 있다. 설령 두 가지를 다 끊지는 못하더라도 여러 번 주사하지 않는 만큼은 편해질 수 있으므로 크게 도움이 된다고 볼 수 있다.

먹는 약과 주사 약 둘 다 쓸 때의 치료법

먹는 약과 주사약을 둘 다 쓰고 있는 경우라면 먹는 약을 먼저 끊고 주사약은 혈당 수치를 봐 가면서 나중에 중단해야 한다. 주사를 놓기보다 약을 먹는 일이 더 편하다는 이유로 주사부터 중단해서는 안 된다.

먹는 약 중에는 인슐린 분비를 촉진시켜서 혈당을 내려가게 하는 것이 있는데, 이런 작용은 인슐린 분비세포를 지치게 해서 빨리 망가지게 만들기 때문에 2형 당뇨병이 1형 당뇨병으로 빨리 바뀌거나 원래 있던 1형 당뇨병이 더욱 심해질 수 있다. 주사가 약을 먹는 것보다 힘들기는 하지만 먹는 약부터 끊어야 인슐린 분비세포가 망가지는 일을 막을 수 있다.

1형 당뇨병은 혈당보다 체중이 우선이다

인슐린을 써야 하는 대부분의 1형 당뇨병 환자는 몸이 야윈 상태에서 혈당이 높다. 혈당을 보면 음식을 적게 먹어야 하고 체중을 보면 음식을 많이 먹어야 한다. 이 때는 체중을 더 중요하게 생각해서 음식을 많이 먹어야 한다. 음식을 많이 먹으면 혈당이 올라가게 되는데, 이 때 인슐린을 조금 더 쓰면 된다. 많이 먹고 인슐린을 더 쓰면 체중이 늘어난다.

만약 혈당 수치만 보고 음식을 적게 먹으면 근육이 줄어드는데, 근육이 빠지면 움직이기 힘들어서 삶의 질이 크게 떨어진다. 근육은 몸에서 쉽게 빠지는 반면 늘리기는 매우 힘들다. 힘든 운동을 해야

만 근육을 키울 수 있기 때문이다.

1형 당뇨병 치료는 두 가지 수치를 보고 조절하면 된다. 체중을 보면서 밥의 양을 조절하고, 혈당 수치를 보면서 인슐린 양을 조절하면 된다.

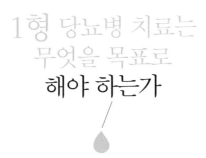

1형 당뇨병 치료는 무엇을 목표로 해야 하는가

1형 당뇨병은 세 가지 요소, 즉 혈당·체중·근력이 목표에 도달하도록 치료해야 한다. 이 요소들은 모두 적당하게 유지되어야 하며, 어느 하나도 소홀히 할 수 없다. 혈당이 높으면 중성지방이 많아져서 혈관이 잘 막히고, 낮으면 저혈당이 된다. 체중이 증가하면 혈당이 상승하고 합병증이 더 쉽게 생긴다. 근력이 감소하면 활동이 힘들어서 삶의 질이 떨어진다. 혈당은 인슐린 양으로 조절하고, 체중은 음식의 양으로 관리하고, 근력은 운동으로 해결해야 한다.

1형 당뇨병 치료를 위한 실천 방법

1형 당뇨병을 효과적으로 치료하기 위해서는 몇 가지 꼭 지켜야 할 것들이 있다.

첫째, 현미식물식을 해야 한다. 흰쌀밥이 아닌 현미밥이나 생현미를 먹어야 하고, 동물성 식품을 먹지 말고 식물성 식품만 먹어야 한다. 그래야 식후에 혈당이 서서히 올라가고 조금밖에 올라가지 않는다. 오랫동안 배가 부른 느낌이 들어서 다음 식사 때까지 배고픈 줄 모르기 때문에 간식 생각이 나지 않고, 다음 식사를 할 때도 많이 먹지 않게 된다.

둘째, 잠을 충분히 자야 한다. 늦게 잠자리에 들거나 수면 시간이 부족하면 혈당이 상승한다. 밤 10시 전에 잠자리에 들고 아침 6시까지 푹 자야 한다. 늦게 자면 야식을 할 가능성이 커진다. 당연히 다음 날 아침식사를 거를 가능성도 크다.

셋째, 스트레스를 적절히 해소해야 한다. 스트레스는 혈당을 상승시키고 잠을 설치게 한다.

넷째, 적당한 운동은 필수다. 근력을 키우는 근력 운동과 지구력을 키우는 유산소 운동을 해야 한다. 운동은 혈당을 내려가게 하기 위해서 하는 것이 아니라 근력과 지구력을 키워 삶의 질을 높이기 위해서 해야 한다.

다섯째, 인슐린 투여량은 혈당 수치에 따라서 조절해야 하지만, 이 때 체중도 함께 고려해서 결정해야 한다. 체중이 많이 나간다면 음식을 적게 먹고 혈당을 내려서 인슐린을 줄여야 한다. 반대로 체중이 너무 적으면 음식을 많이 먹고 인슐린을 늘려야 한다.

고등학교를 졸업하기 이전의 나이에 발생한 1형 당뇨병은 치료하기가 매우 힘들다. 어른들의 1형 당뇨병 치료보다 조건이 더 불리하다. 아이들은 판단력이 부족하여 나중에 생길 수 있는 무서운 결과를 잘 알지 못해서 조심하지 않는다. 또래와 다르게 생각하고 행동하면 외톨이가 될 수 있다고 두려워하기 때문에, 친구들이 먹는 음식을 가리지 않고 같이 먹는다. 아이들이 사먹는 음식이라는 것이 대부분 가공식품인데, 당뇨병 치료에 매우 해로운 것들이다. 학교 매점에서도 해로운 것들을 팔고 있다. 설탕이 들어간 음료수가 진열장을 차지하고 있다.

일주일에 다섯 번 학교에서 단체급식을 먹는데, 여기에도 해로운 것들이 많다. 동물성 식품, 흰쌀밥, 가공식품 등은 당뇨병이 있는 아이들이 먹으면 안 되는 것들이다. 현미식물식으로 도시락을 싸줘도 가져가지 않으려고 한다. 학교에서는 당뇨병 치료에 좋은 음식을 선택해서 먹을 수가 없다. 아픈 아이에게 알맞은 밥을 주지 않는다.

아이들은 스스로 음식을 준비해서 먹지 않고 부모가 챙겨주는 것을 먹는데, 부모는 일하느라 바쁘다는 이유로 집밥을 잘 챙겨주지 않는다. 간편하게 조리할 수 있는 가공식품을 먹는 경우가 많은데, 이 역시 대부분 해로운 것들이다. 부모가 1형 당뇨병에 대해서 잘 알지 못하니 아이에게 올바르게 해주지도 못한다. 그래서 아이에게 해로운 것을 함께 먹고 마신다.

스트레스는 당뇨병 치료에 매우 큰 걸림돌이다. 아이들은 어른들보다 더 바쁘다고 할 정도로 학업 부담이 크다. 학교 수업뿐만 아니라 학원 수업까지 눈코 뜰 새 없이 학업 경쟁에 시달린다. 그러다보니 밤늦게 자게 되어 잠이 부족하다. 학교에는 마음 편히 인슐린을 주사할 장소도 없다. 심지어 화장실에서 주사하는 경우도 있다.

1형 당뇨병을 앓는 한국의 아이들은 사실상 방치된 것과 다름없는 상태다. 아이들의 미래를 위해 어른들의 더 많은 이해와 배려가 필요하다.

혈당이 높을 때 생길 수 있는 문제

1형 당뇨병인 사람에게 인슐린을 쓰지 않거나 너무 적게 쓰면 혈당이 매우 높이 올라간다. 혈당측정기로 잴 수 있는 수치 이상으로 올라가서 수치가 표시되지 않을 정도로 높이 올라가기도 한다. 혈당이 아주 높이 올라간다는 말은 혈액 중의 포도당이 세포 속으로 들어가지 않고 혈액에 머물러 있다는 뜻이다. 이렇게 되면 세포는 포도당이 부족하여 굶는 상태가 되고, 세포가 활동을 하지 못해서 여러 가지 증상이 나타난다. 특히 뇌기능이 떨어지고 근육의 힘이 빠진다.

세포는 쓸 포도당이 없으면 비상조치로 자신의 몸을 분해해서 그것을 양식으로 삼는다. 특히 중성지방을 많이 저장하고 있는 지방세포가 분해되면서 몸이 쓸 수 있는 에너지를 만든다. 이 과정에서 생산되는 것이 아세토아세트산, 베타하이드록시부티르산, 아세톤 등 이른바 케톤체들인데 산성 물질이기 때문에 몸에 심각한 문제를 일으킨다.

혈액은 원래 알칼리성인데 산성 쪽으로 이동하면 신체의 모든 기능이 작동하지 못한다. 호흡이 빨라지고 의식이 흐려지는 등의 증상이 생긴다. 이럴 때는 즉시 조치가 필요하므로 응급실을 찾아야 한다. 1형 당뇨병이 있는 사람들은 심각한 고혈당으로 이 같은 증상이 나타나지 않도록 적절하게 인슐린을 사용해야 한다. 인슐린만 적절하게 사용하면 이런 증상이 생기지 않으니, 주의만 잘 기울인다면 지나치게 걱정할 필요는 없다.

부록 1
〈황성수 힐링스쿨〉
식단 및 조리법

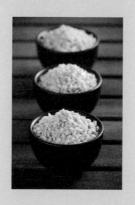

〈황성수 힐링스쿨〉은 식이요법과 건강한 생활습관을 배우고 체험하면서 질병을 치료하는 교육프로그램이다. 주로 당뇨병·고혈압·비만·만성콩팥병·알레르기·자가면역질환과 같은 생활습관병으로 고생하는 분들이 참가하고 있으며, 대부분의 참가자들이 복용하던 약을 끊고 몸이 건강해지는 극적인 변화를 경험한다.

지금부터 소개하는 자료는 〈황성수 힐링스쿨〉의 여름(8월~9월) 참가자들에게 제공한 식단을 기반으로 구성한 것이다. 식단과 조리법에 대한 설명은 〈황성수 힐링스쿨〉에서 식사를 담당하고 있는 임정숙 요리사가 제공하였다.

1. 〈황성수 힐링스쿨〉 기본 레시피

〈황성수 힐링스쿨〉에서는 음식을 만들 때 소금과 당분, 기름의 사용을 자제한다. 자연식물식을 추구하며 가공식품이나 식품첨가물은 일절 사용하지 않는다.

가정에서 음식을 조리할 때는 여기서 제공하는 레시피를 토대로 삼되, 자신의 건강에 맞는 재료를 더하고 빼며 조리법을 만들어 가면 된다. 다만 맛을 더하는 재료의 사용을 최소화 하고, 자연 그대로의 맛을 느끼며 감사하는 마음으로 섭취하면 된다.

식사의 기본은 ①생현미 또는 현미밥, ②초록색 생채소와 요리한 채소 한두 가지, ③과일이다. 봄에는 산나물이 많이 나오는데, 채수나 들기름, 참기름, 깨소금, 된장, 조선간장을 조금만 사용하여 무치면 되고, 향이 강한 채소에는 향신채(파, 마늘, 양파, 생강 등)를 첨가하지 않고 맛을 즐기면 된다. 특히 바깥 식당에서 자주 사용하는 화학조미료를 빼고, 채수를 사용하여 풍미를 더하면 좋다. 채수를 만드는 방법을 간단히 설명하면 다음과 같다.

〈황성수 힐링스쿨〉에서는 '현미밥' 또는 '물에 불린 생현미'를 주식으로 한다. 열을 가해 밥을 지으면 몸속에서 빨리 분해되기 때문에 날 것 그대로 먹는 것만은 못하다. 현미밥을 지어 먹더라도 생현미를 먹는 것이 더 바람직하다는 사실은 알고 있어야 한다.

현미밥 짓기

1. 현미멥쌀와 현미찹쌀을 4:1의 비율로 섞어 8시간 정도 불린다.
2. 쌀이 잠길 정도(약 3mm)로 물을 부어 밥을 지으면 고슬고슬한 현미밥이 완성된다.
3. 밥의 무르기는 각자의 취향에 따라 물을 조금씩 가감하면서 조정하면 된다.

현미밥에는 몸에 좋은 성분들이 많이 들어 있는 반면, 백미밥에는 이 성분들이 매우 적게 들어 있다. 현미밥은 오래 씹을수록 고소한 맛을 즐길 수 있다.

채소와 과일은 자연 그대로 섭취하면 되지만, 다양한 맛을 느끼고 싶다면 샐러드로 만들어 먹을 수 있다.

샐러드 만들기

1. 각종 과일과 채소를 먹기 좋은 크기로 자른 다음, 올리브유와 레몬(식초), 매실청, 소금 한 꼬집을 넣어 버무린다.
2. 당뇨가 있는 사람은 맛을 더하는 재료를 넣지 말고 생채소와 생과일을 그대로 먹어야 한다.

샐러드를 만들면서 사용하는 식초와 오일은 짠맛에 대한 욕구를 잊게 한다. 따라서 짠맛에 익숙하거나 강한 유혹을 느끼는 사람은 식초와 오일을 적절히 활용하면 좋다. 그러나 재료를 이용해 짠맛을 잊기보다는 스스로 생각을 바꾸려는 노력이 더욱 중요하다.

모든 일이 그렇듯 건강 역시 뿌린 대로 거둔다. 나쁜 식습관을 버리기 위해 애쓰고 노력하는 만큼, 뿌듯한 성취감과 건강의 기쁨을 얻을 수 있다.

2. 한 끼 기본 메뉴

〈황성수 힐링스쿨〉에서는 고기·생선·우유·계란을 배제하고 현미와 채소, 과일로 음식을 차려서 참가자들에게 제공한다. 참가자들이 자주 털어놓는 고민은 집으로 돌아가서 어떻게 음식을 준비해서 먹어야 할지 모르겠다는 것이다.

고민을 없애는 방법은 간단하다. 무엇을 먹을지 기준을 정해놓으면 된다. 기준을 정하는 데 도움이 되고자 '한 끼 기본 메뉴'를 만들어보았다. 무엇을 먹을지 고민하지 말고 '한 끼 기본 메뉴'를 토대로 채소와 과일을 바꾸어가며 식사하면 된다. 기본은 생현미(또는 현미밥), 신선한 채소, 과일이다.

한 끼 기본 메뉴
1. 생현미 또는 현미밥
2. 과일 한두 가지 (사과, 배, 감, 딸기 등)
3. 해초 한두 가지 (김, 미역, 다시마 등)
4. 생채소 두세 가지 (상추, 브로콜리, 치커리, 청경채, 미나리 등)
5. 요리한 채소 한두 가지(참나물, 취나물, 비름나물, 방풍나물 등)

3. 〈황성수 힐링스쿨〉 식단표

　〈황성수 힐링스쿨〉의 참가자들은 14일 동안 현미, 채소, 과일로만 식사를 한다. 현미는 '현미밥' 또는 '물에 불린 생현미' 두 가지로 준비하며, 채소와 과일은 끼니마다 조금씩 다르게 준비한다. 2017년 8월과 9월에 진행한 〈황성수 힐링스쿨〉 56, 57기의 식단표는 다음과 같다.

● 56기 식단 (8월)

날짜	아침	점심	저녁
28			고추잎무침, 당근, 브로콜리, 자두
29	감자볶음, 시금치유자청소스샐러드, 사과	가지나물무침, 모듬채소샐러드(파인애플소스), 참외	고구마줄기볶음, 비트마리네이드, 방울토마토
30	모듬버섯볶음(통들깨), 오이김치	단호박샐러드, 안토시안 코울슬로, 수박	우거지찜, 오이, 파프리카, 수박
31	브로콜리두부무침, 우엉채·느타리버섯무침	고추잎무침, 모듬채소샐러드(블루베리소스), 수박	미역줄기볶음, 감자채·팽이버섯샐러드(생), 자두
8/1	모듬나물무침, 오이유자소스샐러드	고구마줄기볶음, 과일얌운센(태국식샐러드), 참외	토마토·가지졸임, 브로콜리, 당근, 자두
2	호박나물볶음, 라이스샐러드	미역·표고버섯볶음, 모듬채소샐러드(두부소스)	비름나물, 채소구이샐러드(두부소스)

날짜	아침	점심	저녁
3	드라이카레, 초연근·해초샐러드	우거지찜, 모듬채소샐러드, 수박	청경채·양송이버섯볶음, 단호박스틱, 오렌지
4	깻잎순무침, 노각무침	오이, 표고버섯볶음, 모듬채소샐러드, 오렌지	가지구이,깻잎무침, 브로콜리, 초연근 (스틱)
5	무나물, 샐러리, 적양파무침	호박볶음, 모듬채소샐러드, 키위	김자반, 브로콜리, 오이, 오렌지
6	감자, 오이채무침, 노랑배추겉절이	단호박찜,, 토마토카프레제, 복숭아	김자반, 브로콜리, 당근
7	드라이카레, 오이·채소샐러드	소풍(옥수수, 자두, 오이, 야채)	얼갈이찜, 감자, 고구마, 수박
8	비름나물, 양배추마요샐러드	뿌리채소조림, 브로콜리, 두부무침, 멜론	모듬버섯볶음, 브로콜리, 당근, 오렌지
9	채소디톡스, 해초샐러드	뿌리채소조림,, 모듬채소샐러드, 수박	미역줄기, 양배추, 비트초무침, 방울토마토
10	모듬버섯볶음, 찐감자	현미김밥, 방울토마토, 채소	

● **57기 식단 (9월)**

날짜	아침	점심	저녁
1			비름나물, 브로콜리, 당근스틱, 청상추, 케일, 방울토마토
2	감자볶음, 시금치, 팽이버섯샐러드(유자청소스), 사과, 청상추, 쑥갓	호박나물, 모듬채소샐러드(파인애플소스), 천도복숭아, 적근대, 깻잎	가지토마토졸임, 오이, 파프리카(스틱), 모듬채소, 배
3	고추잎무침, 모듬해초샐러드, 사과, 치커리, 케일	단호박찜, 모듬채소샐러드(블루베리소스), 키위, 모듬채소	청경채볶음, 토마토카프레제, 잎치콘, 청상추, 멜론

날짜	아침	점심	저녁
4	무나물, 미나리샐러드, 사과 ,청상추, 쑥갓	우엉, 연근, 땅콩조림, 브로콜리, 사과샐러드, 멜론, 적상추, 적근대	김자반, 당근, 오이(스틱), 배, 청상추, 깻잎
5	느타리 · 우엉 · 들깨무침, 양배추볶음, 쑥갓, 잎치콘, 사과	가지무침, 모듬채소 샐러드(두부), 청상추, 깻잎, 자두	쪽파 · 김무침, 비트샐러드, 쑥갓, 청로메인, 배
6	고춧잎나물, 연근볶음(두유+캐슈넛), 사과, 청치커리, 케일	채소국수, 모듬채소, 샐러드, 멜론, 청상추, 잎치콘	우거지찜, 라이스샐러드, 배, 깻잎, 청로메인
7	드라이카레, 보라색코울슬로, 사과, 케일, 잎치콘	고구마줄기볶음, 노각무침, 자두, 청상추, 청치커리	모듬버섯볶음, 당근, 브로콜리, 배, 청상추, 깻잎
8	뿌리채소볶음, 참외, 오이샐러드, 사과, 잎치콘, 청상추	표고버섯 · 미역볶음, 부추, 호박, 콩가루찜, 키위, 청치커리, 케일	참나물무침, 미역무침, 멜론, 오이 · 비트스틱, 생채소, 깻잎
9	깻잎순무침, 샐러리, 적양파샐러드, 사과, 청로메인, 치커리	호박볶음, 모듬채소, 샐러드(파인), 키위, 잎치콘	미역줄기볶음, 단호박, 고구마(스틱), 배, 치커리
10	비름나물, 양배추샐러드, 사과, 잎치콘, 청상추	단호박샐러드, 감자채무침, 멜론, 잎치콘	가지구이, 깻잎무침, 라이스샐러드, 배, 치커리
11	브로콜리 · 두부무침, 시금치샐러드(깨소스), 사과, 모듬채소	고구마, 야채, 과일, 자두, 방울토마토, 모듬채소	우거지찜, 당근, 파프리카, 깻잎, 배
12	시금치 · 비름나물무침, 해초샐러드(초연근), 사과, 청상추, 치커리	버섯 · 오이볶음, 파프리카, 양배추볶음, 멜론, 생채소	채소디톡스, 고구마, 버섯조림, 잎치콘
13	브로콜리, 마른나물볶음, 표고버섯, 팽이버섯, 감자채볶음, 사과, 치커리	가지볶음, 모듬채소샐러드(고구마), 키위, 적치커리	무나물, 미역무침, 배, 잎치콘
14	청경채, 양송이버섯, 브로콜리, 파프리카, 사과, 적치커리		

4. 〈황성수 힐링스쿨〉 요리 레시피

　〈황성수 힐링스쿨〉 참가자들에게 제공한 음식들 중 시중에서 쉽게 구해서 간편하게 만들어 먹을 수 있는 음식 레시피 몇 가지를 소개한다. 채소와 과일을 볶거나 무치거나 샐러드로 만든 음식들이다. 제공하는 레시피를 상황에 맞게 응용하여 다양한 채소와 과일을 섭취하되, 소금과 당분, 기름의 사용은 최대한 자제해야 한다.

✳ 모듬 버섯 미역 들깨 볶음

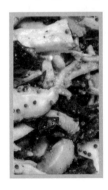

재료　손질한 미역, 모듬 버섯, 들기름, 다진 마늘, 통 들깨, 들깨가루, 국간장, 올리고당 또는 조청, 채수 1컵

방법　① 손질한 버섯을 들기름+마늘에 넣어 볶는다. ② 미역을 넣고 살짝 더 볶다가 양념장을 넣은 후 조금 더 볶아낸다. ③ 들깨로 토핑한다.

❋ 무나물 두부 볶음

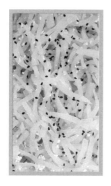

재료 무, 양파, 마늘, 대파, 두부, 채수, 소금, 들기름, 현미유, 흑임자

방법 ① 무는 6cm 정도로 채 썰어 소금에 살짝 절인다. ② 팬에 들기름이나 현미유를 두르고, 마늘과 채 썬 양파를 볶다가 무를 넣고 조금 더 볶은 후, 채수를 넣고 무가 익을 때까지 가만히 둔다. ③ 무가 익으면 두부를 으깨어 넣고, 파를 썰어 넣어서 한소끔 끓인 후, 들기름으로 마무리하고 흑임자로 토핑한다.

❋ 샐러리 양파 무침

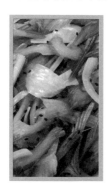

재료 샐러리, 양파, 샐러리 잎, 흑임자, 올리브오일, 소금

방법 ① 샐러리는 사선으로 썰고, 양파는 모양대로 자른다. ② 샐러리 잎은 먹기 좋게 미리 뜯는다. ③ 끓는 물에 소금을 조금 넣고 샐러리와 양파를 데쳐 낸 후, 소금과 올리브유로 무치고 샐러리 잎을 넣어 한 번 더 버무린다. 흑임자로 토핑한다.

※ 채소구이 샐러드

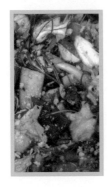

재료　애호박, 오이, 당근, 파프리카, 올리브 오일, 양파, 편마늘, 소금, 후추, 식초

방법　① 채소들을 모두 길게 국수 가닥처럼 자른 후 소금에 살짝 절인다. ② 팬에 올리브 오일이나 현미유를 두르고 양파와 편마늘을 볶는다. ③ 절인 채소의 물기를 빼고 함께 젓가락으로 돌려가며 살살 볶아낸 다음, 후추와 식초 한 방울로 마무리한다.

※ 뿌리채소 볶음

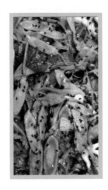

재료　우엉, 당근, 파프리카, 연근, 참기름, 통깨, 현미유, 채수, 간장, 설탕 또는 조청, 맛술

방법　① 연근은 동그랗게 3~4mm 두께로 썰어서 식초를 희석한 물에 담가 둔다. ② 당근, 우엉, 파프리카는 5cm 길이로 잘라서 준비한다. ③ 팬에 현미유를 두르고 연근, 우엉, 당근, 파프리카를 차례로 볶은 다음, 양념을 넣고 간을 한다.

❋ 시금치 느타리버섯 무침

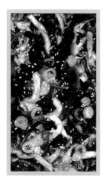

재료   시금치(섬초), 애느타리버섯, 파, 마늘, 참기름, 깨소금, 조선간장, 채수

방법   ① 시금치는 끓는 물에 소금을 조금 넣고 살짝 데쳐낸다. ② 애느타리버섯도 살짝 데쳐내거나 프라이팬에 기름 없이 구워낸다. ③ ①+②에 양념을 더해 조물조물 무친다.

❋ 연근 톳 샐러드

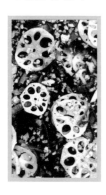

재료   초연근, 톳, 파프리카, 피망, 무 또는 콜라비, 매실청, 현미식초 또는 레몬, 소금, 마늘

초연근   연근을 예쁜 모양으로 자른 다음, 끓는 물에 식초를 넣고 데쳐낸다. 물1컵+매실청1/2컵+식초1/2컵+소금+올리고당으로 소스를 만든 다음 연근을 넣고 재워서 냉장해두고 사용한다.

방법   ① 초연근을 미리 만들어둔다. ② 생톳은 파릇하게 데쳐서 먹기 좋게 자르고, 파프리카는 색깔 별로 길게 자른 후 소스에 무친다. ③ 볶은 두부로 토핑한다.

✳ 디톡스 샐러드

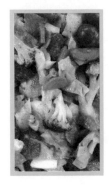

재료   브로콜리, 양배추, 당근, 토마토

소스   사과, 바나나, 올리브유, 양파, 소금 약간

방법   ① 브로콜리는 자르고, 당근과 양배추는 네모 모양으로 썰어서 끓는 물에 소금을 넣고 살짝 데쳐낸다. ② 토마토는 데쳐서 껍질을 벗긴다. ③ ①+②를 섞은 다음 사과와 바나나 등을 갈아서 만든 소스에 무쳐낸다.

✳ 시금치 샐러드

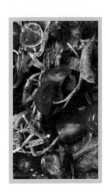

재료   시금치, 팽이버섯, 방울토마토, 딸기

소스   깨소금, 흑임자, 두유, 올리고당 또는 꿀, 식물성 마요네즈, 소금, 레몬즙+식초

방법   ① 시금치는 깨끗이 씻어서 먹기 좋게 자른다. ② 팽이버섯은 찢고, 방울토마토는 3~4등분하고, 딸기는 슬라이스 한다. ③ ①+②에 깨소스를 버무려낸다.

✳ 현미호박죽

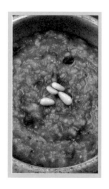

재료 불린 현미 또는 현미밥, 찐 단호박, 팥(삶은 것), 채수

방법 ① 현미 또는 현미밥을 냄비에 살짝 볶다가 물을 넣고 충분히 익힌다. ② 찐 단호박을 1/3은 깍뚝 썰고, 나머지는 믹서기에 곱게 간다. ③ ①+②를 함께 끓이다가 한 번 끓어오르면 팥과 단호박을 넣어 마무리한다.

부록 2
〈황성수 힐링스쿨〉
당뇨병 치료 사례

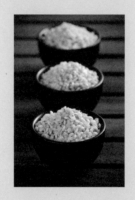

〈황성수 힐링스쿨〉 당뇨병 치료 사례

다음의 치료 사례는 각자 자신이 좋아하는 음식을 먹고 당뇨병이 생긴 사람들의 힐링스쿨 입학 이후 변화를 기록한 것이다. 어떤 음식을 얼마나 먹었느냐 하는 문제는 중요하지 않아서 따로 적지 않았다. 살면서 어떤 문제로 당뇨병이 생겼는지에 관계없이, 힐링스쿨의 식사지침을 따르면 당뇨병이 낫는다.

〈사례 1〉

경기도에 사는 73세 남성 K씨는 약 38년간 당뇨병 약을 쓰고 있었다. 먹는 약 2종(트라젠타-1일 1정, 디아미크롱-1일 2정)을 복용하고 있었고, 약 10년 전부터 인슐린(레버미어 플렉스펜 100-12단위)까지 추가로 쓰고 있었다. 힐링스쿨에 입학하여 현미식물식을 시작한 후 당뇨병 약을 하나씩 끊기 시작했고, 입학한 지 5일째부터 경구약과 인슐린을 모두 끊었다. 그 때부터 힐링스쿨을 졸업할 때까지 아침 식전혈당은 107~141이었다. 혈당 수치가 약간 높긴 하지만, 치료 시작 후 2주일 밖에 되지 않는 기간에 이룬 결과다.

〈사례 2〉

경기도에 사는 69세 여성 Y씨는 10년 전쯤 발견한 당뇨병으로 먹는 약(메트폭스 서방정-1일 1정)을 복용하는 상태로 힐링스쿨에 입학하였다. 현미식물식을 시작한 후 혈당이 서서히 내려갔고, 입학 한지 5일 후부터 당뇨병 약을 중단하였다. 그 후 졸업할 때까지 아침 식전혈당이 91~110이었다.

〈사례 3〉

충청북도에 살고 있는 18세 여자 고등학생 P양은 힐링스쿨 입학 2개월 전에 당뇨병을 진단받았고, 그 때부터 2종류의 약(듀비에정 0.5mg-1일 1정, 다이아벡스XR 서방정 500mg-1일 1정)을 먹는 상태였다. 현미식물식을 시작한 후, 서서히 혈당이 내려가서 4일만에 두 종류의 당뇨병 약을 모두 중단하였고, 졸업할 때까지 아침 식전혈당이 80~92 정도로 유지되었다.

〈사례 4〉

경기도에 살고 있는 63세 남성 K씨는 당뇨병을 앓은 지 15년이
되었다. 먹는 약(트라젠타 5mg-1일 1정)을 복용하는 상태로 힐링스쿨
에 입학하였으며, 현미식물식을 시작한 후 3일 만에 당뇨병 약을 끊
었다. 이후 10일 뒤 졸업할 때까지 아침 식전혈당이 91~98정도를
꾸준히 유지했다.

〈사례 5〉

제주도에 살고 있는 68세 남성 K씨는 17년 전부터 당뇨병을 앓
아왔다. 힐링스쿨에 입학하여 현미식물식을 시작한 후, 복용하던
당뇨병 약(글루파정 1,000mg-1일 2정, 제미글로정 50mg-1일 1정)을 4
일만에 모두 중단하였다. 9일 후 졸업할 때까지 아침 식전혈당은
104~133이었다. 정상보다는 높은 수치지만 치료를 계속하면 더 낮
은 상태로 내려가리라 생각된다.

〈사례 6〉

경기도에 살고 있는 79세 여성 C씨는 10년 전부터 당뇨병 약을 복용해왔고, 힐링스쿨 입학 당시에는 먹는 약(엑토스정 15mg-1일 1정, 메트폭스 서방정-1일 1정, 네시나정 25mg-1일 1정)을 복용하고 있었다. 현미식물식을 시작한 지 9일 후부터 약을 하나씩 끊어나갔고, 13일 후 3종의 약을 모두 중단하였다. 졸업할 즈음에는 아침 식전 혈당이 91~115정도였다.

습관을 바꾸면 운명이 바뀐다

한 번 당뇨병이 생기면 평생 달고 살아야 한다는 것이 상식처럼 되어 있다. 그렇지 않다. 당뇨병에서 벗어날 수 있다. 당뇨병은 고칠 수 없는 병이 아니라, 고치지 않아서 낫지 않는 병이다.

당뇨병은 나쁜 생활습관이 만들어낸 병이고, 그 중에서도 가장 큰 비중을 차지하는 것이 식습관이다. 무엇보다 동물성 식품과 가공한 식물성 식품을 먹는 것이 당뇨병의 가장 큰 원인이다. 원인을 제대로 파악하고 해결하면 뒤따라오는 문제들도 자연스럽게 해결된다. 동물성 식품과 가공한 식물성 식품을 일절 먹지 않고, 현미·채소·과일만 알맞게 먹으면 대부분의 당뇨병은 낫는다.

당뇨병은 그 병을 만든 사람이 고쳐야 한다. 남이 어떻게 해 줄 수가 없다. 왜냐하면 당뇨병은 습관이 만든 병이기 때문이다. 습관을 남이 대신해서 고쳐줄 수는 없지 않은가? 습관은 행동이 반복되면서 형성된다. 따라서 행동을 바꿔야 습관이 바뀐다.

　행동은 생각으로부터 시작하기 때문에 생각을 바꾸지 않으면 습관이 바뀌지 않는다. 그러므로 당뇨병은 생각을 바꾸는 교육으로부터 시작되어야 한다. 무엇을 먹으면 안 되는지, 무엇을 먹어야 하는지, 어떻게 먹어야 하는지 배워야 한다.

　습관을 바꾸기는 무척 힘들다. 그러나 습관을 바꾸면 몸이 바뀌고 운명이 달라진다. 먹는 음식에 대한 생각을 바꾸면 미래가 바뀐다.

밥으로 병을 고치는 의사
황성수의 당뇨 치료 지침서

당뇨병이 낫는다

초 판 1쇄 발행 2017년 12월 11일
　　　5쇄 발행 2022년 7월 1일

지은이 황성수
펴낸이 박경수
펴낸곳 페가수스

등록번호 제2011-000050호
등록일자 2008년 1월 17일
주　　소 서울시 노원구 중계로233, 103-405
전　　화 070-8774-7933
팩　　스 0504-477-3133
이 메 일 editor@pegasusbooks.co.kr

ISBN 978-89-94651-21-7 03510

이 도서의 국립중앙도서관 출판예정도서목록(CIP)은 서지정보유통지원시스템 홈페이
지(http://seoji.nl.go.kr)와 국가자료공동목록시스템(http://www.nl.go.kr/kolisnet)에서
이용하실 수 있습니다.(CIP제어번호: CIP2017030458)

※잘못된 책은 바꾸어 드립니다.
※책값은 뒤표지에 있습니다.